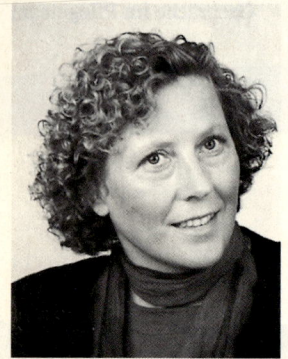

Dr. Helga Kirchner
Unternehmensberaterin und Gesellschafterin der Unternehmensberatung ACG-Hamburg.

Studium. Lehramt Sekundarstufe I, Deutsch und Sozialwissenschaften; erziehungswissenschaftliches Studium mit dem Abschluß als Diplom-Pädagogin in den Fächern Erwachsenenbildung, pädagogische Beratung und Schulpädagogik. Thema der Diplomarbeit: „Erziehung zum Gespräch: Erstellung didaktischer Materialien für den Unterricht erwachsener Lerner". Tätigkeit von 1980 bis 1990 als Dozentin an verschiedenen Krankenpflegeschulen und Mitglied im Prüfungsausschuß für Krankenschwestern. Aus dieser Tätigkeit heraus ist die Dissertation „Prüfungsangst: Eine empirische Studie bei Auszubildenden in Krankenpflegeschulen" entstanden.

Praxis. Managementtrainerin seit 1979. Zunächst als selbständige Kommunikationsberaterin für Mitarbeiter und Führungskräfte in sozialen Berufen. Seit 1990 Geschäftspartnerin der Unternehmensberatung ACG, Assekuranz Consulting GmbH, Hamburg. Seit 1995 verantwortlich für den Bereich Personalentwicklung, Schulung und Beratung von Führungskräften speziell im Gesundheitswesen. Aufgaben: Managementtrainings, Train the Trainer, Supervision für Mitarbeiter in „Innerbetrieblichen Fortbildungsstätten", Beratung und Coaching für Führungskräfte, Kommunikations- und Organisationsanalysen.

Gespräche im Pflegeteam

Mit Beispielen aus der Führungspraxis

Helga Kirchner

41 Cartoons

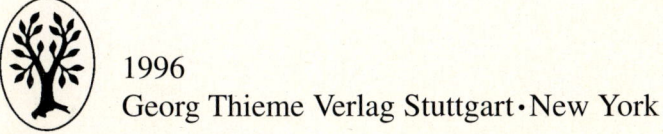

1996
Georg Thieme Verlag Stuttgart · New York

Dr. phil. Helga Kirchner
Düsseldorfer Str. 111
40545 Düsseldorf

CIP-Titelaufnahme der Deutschen Bibliothek

Kirchner, Helga:
Gespräche im Pflegeteam : mit Beispielen aus der
Führungspraxis / Helga Kirchner. - Stuttgart ; New York :
Thieme 1996

Zeichnungen von:
Dorothea Layer-Stahl
Uwe Neumann

© 1996 Georg Thieme Verlag, Rüdigerstraße 14, D-70469 Stuttgart
Printed in Germany
Satz: Georg Thieme Verlag, Stuttgart, gesetzt auf 3B2
Druck: Druckhaus Götz GmbH, Ludwigsburg

ISBN 3-13-102861-0   1   2   3   4   5   6

Vorwort

Seit 15 Jahren bin ich als Managementtrainerin im Gesundheitswesen tätig. In den verschiedenen Seminaren, die ich in dieser Zeit durchgeführt habe, wurde jedoch immer wieder von den TeilnehmerInnen gefragt: „Gibt es denn hierzu Literatur? Wo kann ich das nachlesen? Wie kann ich denn nun weiter üben?" Meine Antwort bestand am Anfang darin, eine Literaturliste zu erstellen und weiterzugeben. Es gibt eine ganze Reihe von Büchern für Manager in Wirtschaftsbetrieben, jedoch nur wenig Literatur für Mitarbeiter in „Non-Profit-Organisationen" über Mitarbeiterführung.

Für die Teilnehmer war der Transfer der theoretischen Aussagen dieser Autoren, die überwiegend für Führungskräfte aus „Profit-Organisationen" schreiben, auf das Gesundheitswesen oft auch gar nicht so einfach. Die Teilnehmer sagten mir: „Das läßt sich nicht übertragen!" oder „Wir sind doch keine knallharten Manager!" ... „Wir haben eher eine soziale Aufgabe und hier liegt unser Schwerpunkt und ist unsere Verantwortung!".

Langsam fing ich nun an, Teilnehmerunterlagen für meine Seminare zu erstellen, in denen die wesentlichen theoretischen und praktisch umsetzbaren Inhalte sowie meine für den Unterricht verwendeten Folien zur Visualisierung des Unterrichtsstoffes als Kopiervorlage enthalten waren. Die Rückmeldungen der Teilnehmer waren so positiv, daß ich mich nun an meinen Schreibtisch setzte und nach einer bestimmten Systematik die einzelnen Gesprächstypen so bearbeitete, daß jeweils immer eine Fallstudie in eine Problemsituation von Führungskräften einführte. Eine kleine Beschreibung der Zielsetzung und Problemstellung folgte.

Dies war notwendig, da vielen Führungskräften eine Differenzierung der einzelnen Gesprächstypen schwerfiel. So wurde anfangs jedes Beurteilungsgespräch im Seminar zum Kritikgespräch umfunktioniert. Aus diesen Erfahrungen heraus habe ich dann auf eine strikte Trennung der einzelnen Gesprächstypen geachtet.

Beim Training selber kristallisierte sich dann heraus, daß die Teilnehmer bei der Vorbereitung eines solchen Gespräches so etwas wie eine Checkliste brauchten, damit sie sich in der Trainingsphase und später in der realen Situation umfassend mit einem Mitarbeiter befassen konnten.

So entstand immer ein wenig mehr Material, das letztendlich dann von mir zu einem kleinen Trainingshandbuch zusammengefaßt wurde. Durch den Kontakt mit Frau Hieber vom Georg Thieme Verlag kam dann die Idee hinzu, dieses Buch doch einer breiteren Öffentlichkeit vorzustellen, zumal es für Mitarbeiter im Gesundheitswesen ein solches Buch mit aktuellen Fällen aus der Pflegepraxis nicht gibt. Das Ergebnis dieses Gespräches liegt nun in Buchform vor.

Hiermit möchte ich mich besonders bei allen Teilnehmern meiner Seminare bedanken, die mit ihren Fallbeispielen dazu beigetragen haben, dieses Buch für leitende Pflegekräfte zu schreiben.

Düsseldorf, im November 1995   Dr. Helga Kirchner

Inhaltsverzeichnis

Einführung

Die Leistungsfähigkeit der Mitarbeiter auf einer Station hängt häufig davon ab, wie das Miteinanderarbeiten organisiert ist und wie die dort arbeitenden Menschen miteinander harmonieren. Befragt man Pflegende, die gerade dabei sind sich zur Führungskraft zu entwickeln, so sagen sie häufig, wir sind gar kein richtiges Team, jeder arbeitet so vor sich hin. Die Stationsleitung meckert immer dann, wenn etwas nicht erledigt wurde, aber ein Lob für besondere Leistungen hört man selten.

Auf dem Weg, sich zur Führungskraft zu entwickeln, sind es oft gerade die vielen guten Vorsätze (das mache ich komplett anders), die dann im Alltag Probleme aufwerfen und nicht zu realisieren sind. Besonders die Pflegekräfte, die sehr idealistische Vorstellungen haben, scheitern an vielen kleinen Alltagsproblemen, die sich in der Summe dann als Berg auftürmen.

Durch die idealistische Einstellung, z. B. in Zukunft alles auf einmal zu verbessern oder zu verändern, kommt es zu Konflikten mit ganz unterschiedlichen Gruppen. Die Mitarbeiter auf der Station wehren sich häufig, weil sie plötzlich "alles" anders machen sollen. So entsteht oft aus einer kleinen Ursache heraus soviel Widerstand, daß eine Konzentration auf die vorliegenden Konflikte eine Realisierung der mittel- bis langfristigen Ziele unmöglich erscheinen läßt. Diese anfänglichen Mißerfolge bei der Einführung neuer Methoden oder Techniken führen später dann zu der Einstellung: Ich kann ja machen was ich will, es nützt doch alles nichts! So werden sinnvolle wohlüberlegte Ziele in Frage gestellt und nach dem anfänglichen Widerstand dann häufig aufgegeben.

Neben veränderten Arbeitsabläufen, die ja auch eine Umstrukturierung der Arbeitsorganisation verlangen, werden gleichzeitig verschiedene Anforderungen an die junge Führungskraft gestellt, die nicht so ohne weiteres zu bewältigen sind.

So hat beispielsweise eine Mitarbeiterin gerade ein persönliches Problem, weil der Ehemann arbeitslos geworden ist und sich mit seiner neuen Rolle als Hausmann abfinden muß. Gleichzeitig wird von der Krankenhausverwaltung ein neues EDV-Programm vorgestellt, mit dem zukünftig alle Dienstpläne erstellt werden sollen. Durch die ungünstige Wetterlage sind in dieser Woche auch noch mehr Patienten eingeliefert worden als sonst. Dadurch ist die Station hoffnungslos überbelegt, und drei erfahrene Kräfte fehlen. Eine Mitarbeiterin ist gerade im Mutterschaftsurlaub, eine Pflegekraft ist krank, und Schwester Maria hat ihren Urlaub angetreten. Die Aushilfen sollen gleichzeitig eingearbeitet werden, und die Gruppenschwester Ursula hat gerade Krach mit der Kollegin Monika, so daß auf der Station auch noch dicke Luft herrscht.

Dieses Horrorszenario ist in unterschiedlichen Facetten oft Alltag auf den Stationen. Die aktuellen Probleme sind dann so drängend, daß das Funktionieren im Vordergrund steht. Plötzlich hat man keine Zeit mehr für Neuerungen, Umsetzungen, Planungen, Zielvereinbarungen oder Mitarbeitergespräche. Der Alltag überrollt die jungen Führungskräfte, so daß die idealen Ziele (wenn ich Führungskraft bin, dann mache ich alles anders!) einfach auf der Strecke bleiben.

Bei weiblichen Führungskräften kommt häufig noch dazu, daß sie durch Familie und Kinder eine zusätzliche Belastung zu der Führungstätigkeit haben. Im Beratungs- und Fördergespräch äußern junge kompetente Frauen daher häufig, daß sie sich den verschiedenen Anforderungen (Familie, Haushalt, Beruf) nicht gewachsen fühlen und die Verantwortung für eine Gruppe, eine Station oder eine Pflegedienstleitung nicht auch noch übernehmen können. Frauen antworten daher in einem Beratungs- und Fördergespräch mit dem Vorgesetzten häufig: „Trauen Sie mir das denn zu?", „Meinen Sie denn, daß mich die Kollegen auf der Station akzeptieren würden?", „Glauben Sie denn, daß ich das alles koordiniert bekomme?"

Männliche Kollegen sehen in neuen Aufgaben eher eine Herausforderung, der sie sich stellen wollen. Daher fragen sie viel weniger „Kann ich das überhaupt?", sie sind von sich und ihrer Kompetenz überzeugt, während Frauen mit gleicher Ausbildung und Fähigkeit eher die Bestätigung und das Vertrauen ihrer Vorgesetzten brauchen, um sich einer solchen Herausforderung zu stellen (Moir u. Jessel 1990).

Wenn Sie sich entschließen, eine Führungsaufgabe zu übernehmen oder schon eine Führungstätigkeit wahrnehmen, dann sollten Sie sich prüfen, ob Sie überhaupt führen wollen. Die Aufgabe beinhaltet, die Arbeit mit dem Patienten oder dem Bewohner in einem Heim zurückzustellen und sich um organisatorische, personelle kurz- oder langfristige Ziele zu kümmern, Entscheidungen zu treffen und

Arbeiten delegieren zu können. Diese Tätigkeiten werden für Sie als Führungskraft zum Hauptarbeitsfeld. Viele Pflegekräfte sagen deshalb auch, wenn ich so weit vom Patienten weg bin, empfinde ich meine Arbeit nicht mehr als sinnvoll. Man sieht nicht mehr was man gemacht hat, z. B. bei einem Patienten die Grundpflege durchführen und dann dafür mit einem dankbaren Lächeln belohnt werden. Führungsaufgaben gestalten sich etwas anders, weil man ja die Mitarbeiter dafür gewinnen möchte, ihre Arbeit selbstverantwortlich auszuführen und nur bei auftretenden Problemen sich zu melden. Problemsituationen, die mit den Patienten, der Verwaltung, den Medizinern oder den Kollegen entstehen, sollten im Team *angesprochen* werden können, um dann gemeinsam eine angemessene Lösung hierfür zu finden.

Der Fragebogen (S. XX) soll Ihnen helfen, sich darüber klar zu werden, ob Sie überhaupt die Führungsverantwortung für andere Menschen übernehmen wollen und welche Führungspoteniale bei Ihnen entwickelt werden können und sollen.

Wenn Sie einen Wert von 40 oder mehr erreichen, so scheinen Sie den starken Wunsch und die Fähigkeit zu haben, eine Führungspersönlichkeit zu werden. Eine Bewertung zwischen 30 und 40 zeigt ein gutes Führungspotential. Werte unter 30 zeigen, daß Sie zur Zeit mehr funktionale als Führungsaufgaben wahrnehmen.

Auswertung

Führungsqualitäten basieren auf grundlegendem Wissen über Managementfähigkeiten. Managen wird aus dem Englischen mit Führen übersetzt und wird als "Koordination der Verhaltensweisen von Betriebsmitgliedern in Richtung auf betriebliche Zielsetzungen" (Schubert 1978) verstanden. Hierzu sind neben Koordinations- und Organisationsfähigkeiten auch ganz besondere kommunikative Fähigkeiten erforderlich, damit die eigenen Vorstellungen von einem erfolgreich zusammenarbeitenden Team überhaupt vermittelt werden können. Eine wesentliche Voraussetzung dafür ist die Kenntnis von Gesprächstechniken, damit die Mitarbeiter sich als lernfähiges Team in einen Weiterentwicklungsprozeß einbringen können, der Neuerungen anregt und die Mitarbeit und Umsetzung auf der Station fördert.

Führungs-qualitäten

Diese Gesprächsfähigkeiten kann man entwickeln und fördern. Jedoch ist auch nicht jeder Mitarbeiter bereit, sich diesem etwas mühsamen Prozeß des Lernens zu stellen. Viele fähige, wertvolle Menschen wollen ein klar umrissenes Arbeitsfeld haben, in dem sie genau wissen, was wann

Fragebogen zum Führungspotential
(nach Heim u. Chapman 1990)

Starke Ausprägung	5	4	3	2	1	Schwache Ausprägung
Ich kann gleichzeitig ein guter Organisator sein und Zeit für Führungsaufgaben haben						Es genügt mir, ein guter Organisator zu sein
Ich habe ein Ziel, eine Idee und freue mich, diese auch langfristig zu realisieren						Mein Ziel ist es, über den gegenwärtigen Tag zu kommen
Ich liebe Schwierigkeiten, weil sie mich herausfordern						Ich vermeide Risiken, wo immer das möglich ist
Es ist eine Herausforderung, andere Menschen zu formen						Ich genieße es keineswegs, andere Menschen zu kontrollieren und zu formen
Ich genieße die Kommunikation mit anderen und habe auch die Fähigkeit, Außerordentliches zu erreichen						Meine Kommunikationsfähigkeit ist der Situation angepaßt
Ich möchte eine ausgezeichnete Führungspersönlichkeit werden						Ich fühle mich als Geführter wohl
Ich treffe gerne schwierige Entscheidungen						Entscheidungen können frustrierend und erschreckend sein
Ich suche und begrüße mehr Verantwortung						Ich vermeide allzuviel Verantwortung
Ich kann mit dem Druck umgehen, der entsteht, wenn ich unter Beschuß stehe						Druck ist nichts für mich
Ich glaube, die Persönlichkeit zu haben, die die erfolgreiche Führungskraft ausmacht						Leider bin ich keine geborene Führungskraft
Gesamtpunktzahl						

und wo gemacht werden muß. Neuerungen und Verantwortung wollen sie nicht übernehmen und ziehen ihre Anerkennung für die geleistete Arbeit aus dem Tun mit dem Patienten oder Hilfsbedürftigen. Häufig sind sie froh, wenn sie den Anweisungen folgen können, anstatt selber die Handlungsverantwortung zu übernehmen. Daher sollten junge Führungskräfte sehr genau überlegen, welche Tätigkeiten ihnen Freude macht und wie sie ihre zukünftige Arbeit gestalten wollen.

Die Aus- und Weiterbildung von Führungskräften in pflegenden Berufen steht in Zukunft vor großen Herausforderungen. Schießlich soll sie die jungen Führungskräfte auf die Arbeitswelt von morgen vorbereiten, wobei das Morgen erst eine Vision ist. Die Realität ist aber, das gestern noch Richtige so zu verändern, daß es den heutigen Anforderungen entspricht und in seiner Flexibilität für das Morgen gerüstet ist.

Das vorliegende Buch will dazu beitragen, die Lücken zwischen vorhandener und notwendiger Qualifikation der Führungskräfte durch eine effiziente Gesprächsführung zu schließen. Weiterhin soll es helfen, die sozialen Spannungen und Konflikte zwischen Mitarbeitern und Institution abzubauen, um gemeinsame Interessen, Wertvorstellungen und Motivation in die soziale Aufgabe "Pflege von hilfsbedürftigen und kranken Menschen" einbinden zu können.

Der Schwerpunkt dieses Buches soll daher die Gesprächsführung für Führungskräfte in pflegenden Berufen sein, weil Führungskräfte durch ständige Kommunikationsprozesse von unterschiedlichen Gruppen gefordert werden. So ist das Vermitteln von Zielen an die Mitarbeiter an Sprache gebunden, aber auch die Förderung und Unterstützung von Mitarbeitern, die Kritik bei unsachgemäßem Handeln, die Motivation und die Information von Mitarbeitern in besonderen oder sich verändernden Rahmenbedingungen.

Insgesamt sollen acht Gesprächsformen beschrieben werden, die das Handwerkszeug für Managementtätigkeiten von Führungskräften im pflegerischen Bereich bilden. Die einzelnen Kapitel sind so gegliedert, daß jeweils eine Fallstudie zum eigenen Denken und handeln anregen soll. Danach schließen sich für jede Gesprächssorte eine Checkliste zur eigenen Vorbereitung eines solchen Gespräches an. Wesentliche Schwierigkeiten, die während des Gespräches entstehen können, werden thematisiert. Für die Nach-

und Aufbereitung wird im Anschluß hieran dann ein Be-
obachtungsbogen gegeben, der durch Trainingshinweise
für das Selbst- oder Gruppenstudium geeignet ist.

Zielvereinbarungsgespräch

Aufbau eines Zielvereinbarungsgespräches

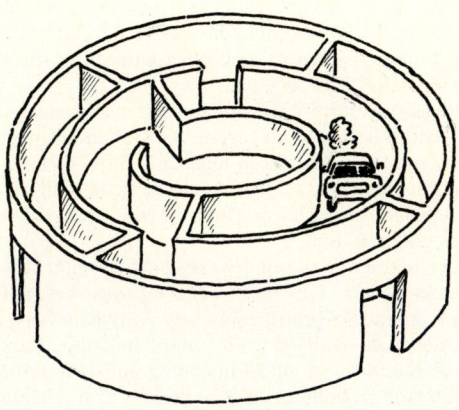

Ohne Ziele drehen wir uns im Kreis. Schließlich braucht jeder Mensch Ziele, mit denen er sich identifizieren kann. *Ziele führen zum Agieren* anstelle des Reagierens und sind daher notwendig, um eine ständige Anpassung des eigenen Handelns mit den Zielen der Organisation, den Zielen der Führungskräfte oder den gesellschaftlich erwünschten Zielen vornehmen zu können.

Führen durch Zielvereinbarung (Management by objectivs, Schubert 1978) *setzt voraus*, daß die Mitarbeiter und die Führungskräfte eine gemeinsame Zielsetzung erarbeiten und die hieraus resultierenden Aufgaben jedes einzelnen und seine Verantwortung nach dem von ihm erwarteten Arbeitseinsatz festlegen. Das bedeutet, daß alle Beteiligten eine klare Vorstellung über das haben, was auf der Station oder in der Klinik/im Altenheim gemacht werden soll. Darüber hinaus muß deutlich werden, wenn ein bestimmtes Ziel erreicht worden ist, muß der Erfolg oder der Mißerfolg meßbar sein, da man sonst keine Rückmeldungen (Beurteilung der Leistung) an die Mitarbeiter geben kann.

Ziele

Probleme

Eine ganze Reihe von *Problemen* entstehen einfach dadurch, daß die Mitarbeiter weder das *Leitbild der Klinik* noch die *Pflegekonzeption* auf den Stationen kennen. Die hieraus entstehenden Konflikte werden dann auf der Station ausgetragen, wobei viel Zeit darauf verwendet wird, dem anderen verständlich zu machen, daß sein Konzept das richtige ist. So geht beispielsweise die eine Mitarbeiterin von einer optimalen Pflege aus, während die Kollegin eher eine bedarfsgerechte Pflege als Leitbild im Kopf hat. Kommen dann noch individuelle Schwierigkeiten hinzu, eher durch ein Harmoniebedürfnis diese Unterschiede nicht zu thematisieren, so entstehen unterschwellig Konflikte, die das Klima belasten.

Viele Mitarbeiter fühlen sich unverstanden, sind jedoch auch nicht in der Lage zu sagen: Wir sollten uns über die Pflegekonzeption Gedanken machen. Hinzu kommt, daß die Führungskräfte dann noch voraussetzen, daß die Arbeitsziele doch ganz klar sind und daß man diese nicht noch explizit erklären muß.

Gründe

Daher müssen insbesondere neue Mitarbeiter mit den *Zielen der Klinik, der Station* oder *Gruppe* vertraut gemacht werden. So gehört es zu den Aufgaben beispielsweise einer Universitätsklinik, junge Mediziner auszubilden und durch Lehre und Forschung auf dem aktuellen Wissensstand zu halten. Aus dieser Zielsetzung heraus ist es selbstverständlich, daß die Menschen, denen in einem regionalen Krankenhaus nicht geholfen werden kann, in eine Universitätsklinik verlegt werden, mit dem Ziel, dort eine möglichst genaue Diagnose stellen zu können. Für die Pflegenden ergeben sich hieraus ganz bestimmte Arbeitsbedingungen, die mit der Struktur der Klinik zusammenhängen. So ist beispielsweise die Verweildauer bestimmter Patienten besonders kurz, weil sie nach einem Eingriff wieder in ihr regionales Krankenhaus verlegt werden.

Bei Neueinstellungen müssen diese Arbeitsabläufe und die hiermit verbundenen Ziele im Hinblick auf die pflegerische Tätigkeit angesprochen werden. Dann können die noch jungen und neuen Mitarbeiter sich auf solche veränderten Rahmenbedingungen einstellen bzw. prüfen, ob das überhaupt ihrer Vorstellung von Pflege entspricht.

Der Arbeitseinsatz auf der Station kann auch nur dann reibungslos ablaufen, wenn die Mitarbeiter wissen, welche Anforderungen an sie gestellt werden. Diese Anforderungen müssen als Arbeitsziele konkretisiert werden, damit die Mitarbeiter sich dann auch daran halten können. So können beispielsweise durch Zielvorgaben die einzelnen

Stationen aufgefordert werden, eine Budgetierung vorzunehmen, in denen Kostensenkungsmaßnahmen durch *Eigenverantwortlichkeit* zielorientiert vorgenommen werden können. So können z. B. Weiterbildungsziele definiert werden, wie „EDV-Kenntnisse zur Dienstplangestaltung erwerben", mit denen dann Kostensenkungsmaßnahmen auf der Station einhergehen. Ein weiteres Ziel könnte sein, die Ablauforganisation auf der Station zu verbessern oder die Teamkooperation zu fördern. Auf Stationen, die mit besonderen Belastungssituationen (Onkologie) fertig werden müssen, könnte ein Ziel beispielsweise sein, durch Supervision Streß abzubauen. Ein Ausbrennen der Mitarbeiter und die häufig hiermit einhergehende Fluktuation wäre somit eher in den Griff zu bekommen.

Ein systematisches Arbeiten ist ohne genaue Kenntnis der verschiedenen Zielsetzungen schlichtweg nicht möglich. Vielmehr kommt es dann auch durch Unkenntnis zu einem intensiven Arbeitseinsatz, der aber unter Umständen unterschiedliche Ziele verfolgt und daher unproduktiv ist. Das passiert immer dann, wenn Schwester X die Befriedigung ihrer Tätigkeit darin sieht, möglichst viele unterstützende Gespräche mit den Patienten zu führen, Schwester Y dagegen die fachliche Seite überbetont und damit auf die Lagerung des Patienten besonders viel Zeit verwendet, Gespräche aber nicht für so wichtig hält.

Zielvereinbarungen sind Sollvorstellungen, die kommuniziert werden müssen. Zur Zielorientierung gehört eine laufende Überprüfung, inwieweit man dem Ziel nähergekommen ist. Daher ist ein Soll-Ist-Vergleich als ständiger Prozeß notwendig, denn

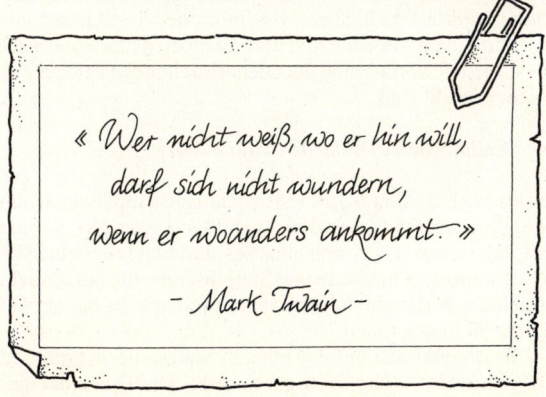

« Wer nicht weiß, wo er hin will, darf sich nicht wundern, wenn er woanders ankommt. »

– Mark Twain –

Oft geht man einfach davon aus, daß *alle Mitarbeiter auf der Station schon wissen was zu tun ist*. Sind jedoch mehrere Ziele zu erreichen, mehrere Aufgaben zu erledigen, dann sind Prioritäten zu setzen. Das zur Zeit Wichtigste erhält dann die höchste Priorität. Diese Prioritäten können bei den Mitarbeitern auf der Station jedoch sehr unterschiedlich aussehen. Daher muß für Zielvereinbarungen eine kurze Situationsanalyse gemacht werden, in der die Mitarbeiter dann die Prioritäten setzen können, die zum einen individuell sein können, zum anderen aber mit dem Team abgestimmt sein sollten. Ohne gegenseitiges Offenlegen von Zielen und Prioritäten entstehen ständige Konfliktsituationen, die dazu führen, daß sich einzelne Mitglieder des Teams unverstanden oder mißverstanden fühlen und dann ihr Engagement auf andere Tätigkeitsbereiche (z. B. Freizeit) verlagern.

Eine weitere Schwierigkeit ist, daß viele Menschen gar nicht bereit sind, *Verantwortung zu übernehmen*. Wie aus dem Wort schon ersichtlich, heißt *Verantwortung* Antworten auf unklare oder schwierige Probleme finden. Manche Menschen legen aber den klaren Schwerpunkt ihrer Lebensgestaltung auf den häuslichen oder den sonstigen Freizeitbereich, aus Gründen die sehr unterschiedlich gelagert sind. Sie wollen deshalb nicht mit betrieblichen Veränderungen, Aufstieg oder Problemen weiter konfrontiert werden. Sie vermeiden Anstrengungen, die mit einer betrieblichen Weiterentwicklung verbunden sind. Das bedeutet, daß immer einige Mitarbeiter sich intensiver auch an der Zielfestlegung beteiligen, andere eher mitlaufen.

Im folgenden Fallbeispiel soll die Problematik thematisiert werden, welche Fehlentscheidungen entstehen können, wenn die Leitziele der Klinik oder des Altenheims nicht mit dem Vorstand und den leitenden Mitarbeitern abgesprochen worden sind oder der einstellenden Pflegekraft nicht bewußt sind.

☞ **Fallstudie 1: Die neue Mitarbeiterin**

Schwester Bettina hat in einem kleinen Krankenhaus am Rande einer Großstadt ihre Ausbildung gemacht. Sie hat alle Stationen des Krankenhauses durchlaufen, kennt die Chefärzte, die Oberärzte und Stationsärzte alle persönlich. Auch die Kollegen auf den anderen Stationen hat sie gut kennenlernen können.

Sie arbeitet nun auf der inneren Station der Klinik und kommt mit den Kollegen gut zurecht. Die Dienstübergabesprechungen dienen dazu, den Fortschritt, den die einzelnen Patienten auf der Station machen, zu besprechen und zu überlegen, wie man besonders mit den älteren Patienten umgeht. Da das Durchschnittsalter der Patienten auf dieser Station 78 Jahre ist, hat sich die innere Station dieses Krankenhauses fast zu einer Geriatrie entwickelt.

Die Patienten liegen längere Zeit dort. Einige haben wenig Angehörige, die sich um sie kümmern, daher fühlen sie sich sehr einsam. Das Pflegeteam hat sich aus diesem Grunde vor einiger Zeit entschieden Gruppenpflege einzuführen, damit die Patienten auch eine Beziehung zu den Pflegenden bekommen. Besonders die älteren Patienten sollen motiviert und aktiviert werden, den Genesungsprozeß durch Eigeninitiative zu unterstützen. Bei einem Patienten wird beispielsweise nun ein Eßtraining durchgeführt, womit er gleichzeitig angeleitet wird, wieder selbständig für sich bestimmte Tätigkeiten zu verrichten.

Für die Schwestern und Pfleger bedeutet dies eine zusätzliche Belastung. Die Hilfe zur Selbsthilfe ist am Beginn eines solchen Prozesses zeitaufwendiger. Langfristig wird der Patient dann wieder in die Obhut von Altenpflegern oder Angehörigen entlassen, ohne daß man genau weiß, wie erfolgreich diese unterstützenden Maßnahmen gewesen sind.

Schwester Bettina macht die Arbeit mit den Patienten auf dieser Station sehr viel Freude, auch die Besprechung der Problemfälle gehört zu ihrem Alltag. Aus privaten Gründen muß sie sich nun anders orientieren, da sie mit ihrem zukünftigen Ehemann in eine Großstadt zieht und dort nun eine neue Stelle antreten möchte, die nicht so weit von ihrer Wohnung entfernt ist. Ganz in der Nähe ist die Universitätsklinik, bei der sie sich um eine Stelle bewirbt. Sie wird dort auch wieder auf der Inneren eingesetzt und freut sich auf die Arbeit mit den Patienten.

An ihrem ersten Arbeitstag wird sie kurz dem Team vorgestellt, jedoch dann beginnt der Tag und es wird insgesamt sehr hektisch. Niemand hat so richtig Zeit, sich um Schwester Bettina zu kümmern. Sie muß überwiegend Patienten zu verschiedenen Untersuchungen begleiten, wobei sie sich jedes Mal den Weg erklären lassen muß. Die Dienstübergabebesprechung findet dann endlich statt und sie hofft, mehr über die Patienten auf der Station zu erfahren. Jedoch nach fünf Minuten ist alles abgehandelt, über einzelne Patienten wird überhaupt nicht gesprochen. Sie geht enttäuscht nach Hause. Sie hatte sich sehr viel von der Arbeit mit den Patienten in einer Uniklinik versprochen. Aber so wie ihr erster Eindruck war, werden die Patienten aus den umliegenden Krankenhäusern eingeliefert und es werden sehr viele Spezialuntersuchungen vorgenommen, die nur in der Uniklinik möglich sind. Nach abgeschlossener Diagnose oder ersten Behandlungserfolgen gehen die Patienten zur Pflege wieder in ihr Heimatkrankenhaus zurück. Gruppenpflege, so wie sie sie in ihrem Hause kennengelernt hatte, wird auf dieser Station nicht durchgeführt. Die kurze Verweildauer der Patienten läßt auch gar keine tiefere Beziehung zu, weil die eigentliche Pflege und der Genesungsprozeß dann im Heimatkrankenhaus stattfindet.

Schwester Bettina fühlt sich wie eine Fließbandarbeiterin. Die verschiedenen Tätigkeiten, die sie ausüben muß, sind sehr funktional. Immer wenn sie ein Gespräch mit einem Patienten beginnt, wird sie von den Kollegen etwas ungeduldig angesehen, so nach dem Motto: Hast du denn nichts Wichtigeres zu tun?

Bei der Stationsleitung entsteht der Eindruck, daß Schwester Bettina ja menschlich ganz in Ordnung ist, aber fachlich muß sie sich noch stark weiterentwickeln. Sie vertrödelt nur zu gerne ihre Zeit mit Gesprächen beim Patienten oder aktiviert und motiviert die Patienten, wo doch eigentlich gerade andere Dinge Vorrang hätten. Anscheinend organisiert sie ihre Arbeit nicht so, wie man das auf dieser Station erwartet.

Da weder die Stationsleitung noch die Kollegen Schwester Bettina gegenüber etwas sagen, spürt Schwester Bettina, daß irgend etwas nicht in Ordnung ist, sie weiß aber nicht genau, was es ist. Sie verdoppelt ihre Anstrengungen, indem sie intensiver auf die Patienten eingeht. Zaghaft macht sie den Vorschlag: Könnten wir nicht einmal im Team darüber reden, wie Patienten mit bestimmten Erkrankungen gelagert werden? Oder wie könnte man sie nach einem schweren Eingriff psychisch ein wenig stützen? Die Kollegen im Team werfen sich vielsagende Blicke zu, und die Stationsleitung sagt ein wenig mitleidig: „Wissen Sie, eine patientenorientierte Pflege ist bei der kurzen Verweildauer unserer Patienten und der Apparatemedizin gar nicht möglich." Sie geht dann zur Tagesordnung über.

☞ **Fragen zur Fallstudie 1**

1. Welche unterschiedlichen Ziele verfolgen die beschriebenen Krankenhäuser?

- Universitätskliniken
- kleineres Krankenhaus auf dem Lande
2. Was hätte die Pflegedienstleitung bei der Einstellung bedenken oder sagen müssen?
3. Welche Fehler hat die Stationsleitung in dieser Situation gemacht?
4. Was hat Schwester Bettina nicht bedacht?
5. Was schlagen Sie vor, müßte man in dieser Situation tun?

Wie bereite ich ein Zielvereinbarungsgespräch vor?

Zielvereinbarungsgespräche sollen mit einzelnen Mitarbeitern geführt werden, wenn sie neu auf der Station sind, mit Mitarbeitern, die sich nicht an die Zielvereinbarungen

Was weiß ich über den Mitarbeiter?	– Verantwortlichkeit – Pflichten – erforderliche Fertigkeiten / Kenntnisse – Einstellung zur Arbeit – Einstellung zu den Kollegen – Einstellung zur mir als Vorgesetzten – Ehrgeiz und berufliche Entwicklung – Hauptarbeitsinteressen/Stärken/Schwächen – persönliche Probleme
Welche Ergebnisse liegen aus dem letzten Zielvereinbarungsgespräch vor?	– Was wurde besprochen? (Ergebnisprotokoll) – Was haben wir vereinbart? (Leistungsrückmeldung Stärken und Schwächen)
Welche Zielsetzung habe ich für dieses Gespräch?	– Verbesserung der Einstellung, Fertigkeiten oder Kenntnisse, z.B. Ergebnisse einer Fortbildungsveranstaltung für die übrigen Mitarbeiter aufbereiten (Teamgespräch), um eine Multiplikatorenwirkung zu erzielen – Herausarbeiten von Schwerpunkten, auf die sich der Mitarbeiter konzentrieren soll, z.B. Erstellung der Pflegeplanung für einen Bewohner / Patienten – Fortbildungsplan (Fördermaßnahmen, z.B. Lagerung) – Wie verhindere ich Störungen?
Wie gehe ich am besten vor?	– Wann ist der günstigste Zeitpunkt für das Gespräch? – Nenne ich dem Mitarbeiter den Anlaß des Gespräches? – Fordere ich eine Selbsteinschätzung des Mitarbeiters bezogen auf seine Leistungen und lasse ihn diese begründen? – Wie und wann mache ich mir Notizen?
Worauf achte ich während des Gespräches?	– Nennt der Mitarbeiter realistische Ziele für die Zukunft? – Wie können diese Ziele erreicht werden? – Welche Unterstützung kann ich ihm geben? – Welche Zielkontrollen vereinbaren wir?

halten, oder wenn Zielvereinbarungen modifiziert und den aktuellen Gegebenheiten angepaßt werden müssen. Als Vorbereitung für ein Gespräch mit einem Mitarbeiter kann die Führungskraft die Checkliste (S. 20) als Vorbeitung kurz benutzen.

Wie führe ich ein Zielvereinbarungsgespräch?

Offenheit, Klarheit, Sachlichkeit und Sensitivität sind für den Verlauf des Gespräches von wesentlicher Bedeutung. Das *Vierfelderschema* (Sahm 1979, Nagel 1989) verdeutlicht den Verlauf eines solchen Gespräches.

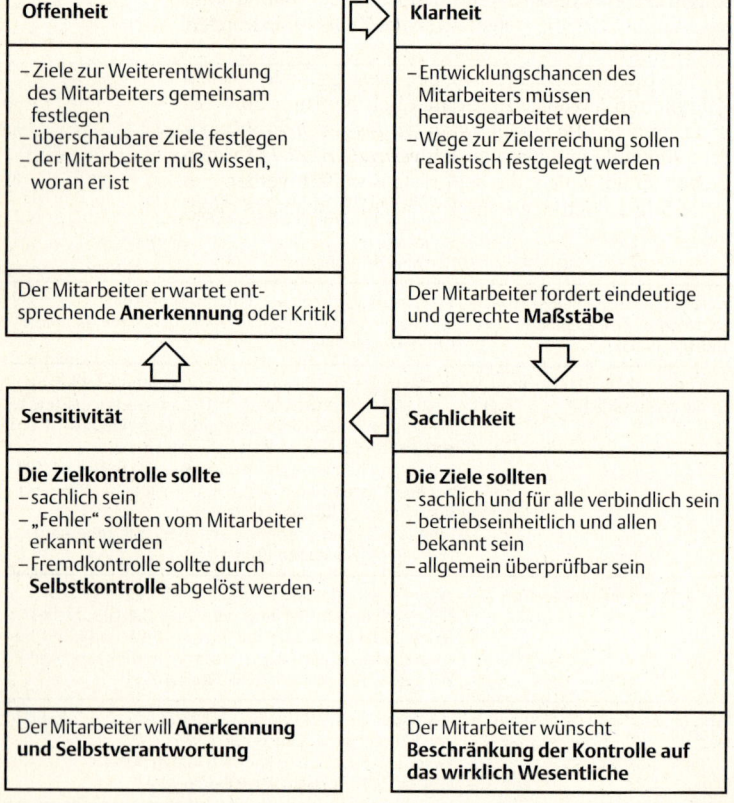

Offenheit

– Ziele zur Weiterentwicklung des Mitarbeiters gemeinsam festlegen
– überschaubare Ziele festlegen
– der Mitarbeiter muß wissen, woran er ist

Der Mitarbeiter erwartet entsprechende **Anerkennung** oder Kritik

Klarheit

– Entwicklungschancen des Mitarbeiters müssen herausgearbeitet werden
– Wege zur Zielerreichung sollen realistisch festgelegt werden

Der Mitarbeiter fordert eindeutige und gerechte **Maßstäbe**

Sensitivität

Die Zielkontrolle sollte
– sachlich sein
– „Fehler" sollten vom Mitarbeiter erkannt werden
– Fremdkontrolle sollte durch **Selbstkontrolle** abgelöst werden

Der Mitarbeiter will **Anerkennung und Selbstverantwortung**

Sachlichkeit

Die Ziele sollten
– sachlich und für alle verbindlich sein
– betriebseinheitlich und allen bekannt sein
– allgemein überprüfbar sein

Der Mitarbeiter wünscht **Beschränkung der Kontrolle auf das wirklich Wesentliche**

Die Festlegung der Ziele sollte mit dem Mitarbeiter gemeinsam erfolgen. So kann sich das Team beispielsweise
darauf geeinigt haben, eine *bedarfsgerechte* Pflege durchzuführen. Bei einem hochgradig dementen Bewohner in
einem Altenheim kann das bedeuten, daß das Team ein
Selbständigkeitstraining mit dem Bewohner durchführen
möchte.

Ein Mitarbeiter des Teams trainiert über mehrere Monate hinweg die gleiche Prozedur (z. B. Anziehen) mit dem
Bewohner, ohne daß sich ein Lernerfolg einstellt. Da diese
Anleitung nicht zum gewünschten Ziel führt, muß der Mitarbeiter erkennen, wann er das Selbständigkeitstraining
verändert und welche Pflegeziele er für diesen Bewohner
aufstellt. So können die noch vorhandenen Restfähigkeiten
erkannt, gefördert und anpaßt werden

Im Zielvereinbarungsgespräch muß in diesem Fall die
Beobachtungsfähigkeit und die Flexibilität des Mitarbeiters angesprochen werden. Der Mitarbeiter muß in der Lage sein, die Anforderungen an den Bewohner auch seinen
Fähigkeiten anzupassen. Schließlich bedeutet eine bedarfsgerechte Pflege *nicht Aktivität um jeden Preis*, sondern sinnvolle und ökonomisch *vertretbare Ziele* für den
Bewohner aufstellen, die bei Erfolg erweitert werden, bei
Mißerfolg jedoch den Fähigkeiten des Bewohners angepaßt werden müssen.

In der Zielvereinbarung sollten von daher klare Vorstellungen herrschen, was unter *bedarfsgerechter Pflege* des
Bewohners zu verstehen ist. Ein Selbständigkeitstraining
ohne Erfolgskontrolle führt für den Dementen zu einer
Einbuße von Selbstvertrauen und für den Mitarbeiter zu
Frustration und Hilflosigkeit. Im Zielvereinbarungsgespräch sollte daher genau diese *Anforderung an den einzelnen thematisiert* und durch konkrete Beispiele verständlich
gemacht werden.

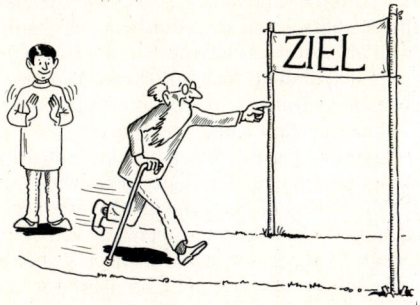

Was kann ich tun ?

Selbstüber-
schätzung

Der Mitarbeiter ist fest davon überzeugt, daß er bereits heute oder doch zumindest nach kurzer Zeit eine Stelle übernehmen kann, die ihn klar überfordern würde.

Am *Anfang* des Gespräches sollte die Selbsteinschätzung des Mitarbeiters bezogen auf eine spezielle Arbeit eingeholt werden. Der Mitarbeiter sollte aufgefordert werden zu *begründen*, wie er diese Arbeit verrichtet und wie er sich im sozialen Vergleich mit anderen Mitarbeitern einschätzt. Diese Einschätzung sollte anhand von *Fakten* überprüfbar sein. Je stärker sachliche Gesichtspunkte in den Mittelpunkt des Gespräches treten, desto unproblematischer ist der weitere Verlauf des Gespräches.

Ist man sich über die Einschätzung der Leistung des Mitarbeiters einigermaßen einig geworden, kann man über die zukünftigen Ziele (Fördermaßnahmen usw.) sprechen. Diese Ziele sollten als *realistische Anforderungen* an die Fähigkeiten des Mitarbeiters formuliert und als Vereinbarung für die zukünftige Arbeit (Protokoll) festgehalten werden (Maeck 1987).

Überschätzt der Mitarbeiter weiterhin seine Fähigkeiten, so muß der Vorgesetzte die *Qualität der Arbeitsergebnisse prüfen* und bei mangelnder Ausführung dies auch in Form eines Kritikgespräches (S. 83 ff) zurückmelden. Sollten die Arbeiten, die von dem Mitarbeiter erledigt worden sind, den Qualitätsanforderungen entsprechen, muß der Vorgesetzte seine Einschätzung korrigieren. Fehlerhafte Arbeiten oder Arbeiten, die mit einem hohen zeitlichen Aufwand erledigt worden sind, sollten im sozialen Vergleich dargestellt weren. Es gibt Ziele, die für alle betriebseinheitlich verbindlich sein sollten.

Selbstunter-
schätzung

Andere Mitarbeiter möchten gerne qualitativ gute Arbeiten leisten, sie fürchten jedoch bei jeder neuen Arbeit, daß sie den Anforderungen nicht gerecht werden könnten. Das Selbstbewußtsein dieser Mitarbeiter ist häufig sehr gering, weil sie jede Herausforderung als Bedrohung betrachten und sich deshalb eher zurückziehen. Diese Mitarbeiter vermeiden Risiken, da die hiermit verbundenen neuen Erfahrungen eher Angst machen.

Am *Anfang* des Gespräches sollte eine positive Leistungsbeurteilung stehen. Auf dieser positiven Grundlage kann dann die Selbsteinschätzung des Mitarbeiters gefordert werden. Vorsicht ist geboten, wenn der Mitarbeiter nur gebeten werden will, er sich in Wirklichkeit jedoch einiges zutraut. Die Mitarbeiter, die mit Lob nicht gut umgehen können, weil sie es als unschicklich empfinden, sollten nach der Qualität ihrer Arbeitsergebnisse gefragt werden. Die Selbsteinschätzung dieser Mitarbeiter ist häufig ausgesprochen kritisch, da sie ihre Leistung permanent in Frage stellen.

Der Vorgesetzte sollte immer dann helfend eingreifen, wenn keine realistische Einschätzung der Fähigkeiten vorliegt. Bei echter *Selbstunterschätzung ist Kritik schädlich*, weil sich der Mitarbeiter dann noch weniger zutraut. Eine schrittweise Erweiterung der Fähigkeiten durch positive Rückmeldungen unterstützt hier den Prozeß der Weiterentwicklung des Mitarbeiters. Besonders am Anfang sollten die neuen Aufgaben für diesen Mitarbeiter eng umgrenzt sein, damit er sich mit der erfolgreichen Erledigung der Arbeiten auch identifizieren kann.

So könnte man diesem Mitarbeiter sagen: Mir ist aufgefallen, daß Sie besonders einfühlsam mit älteren Menschen umgehen können. Schon der Empfang auf der Station ist sehr persönlich... Das gefällt mir...Wie Sie vielleicht schon gehört haben, möchten wir verschiedene Tätigkeiten, die bisher von einzelnen Pflegenden gemacht wurden, nun in die Verantwortung der Gruppe geben. Könnten Sie sich vorstellen, künftig eine Gruppe zu übernehmen? (Selbsteinschätzung an dieser Stelle von dem Mitarbeiter anfordern.)Bei unrealistischer Selbsteinschätzung Vergleiche mit anderen Tätigkeiten herstellen. Erfragen Sie dann, wie Sie dem Mitarbeiter helfen können, mit der neuen Aufgabe fertig zu werden. Geben Sie *keine Ratschläge*, sondern lassen Sie den Mitarbeiter überlegen, welche Hilfen er braucht.

Beispiel der Ermutigung

Ohne Zielkontrolle ist keine Weiterentwicklung möglich. Eine dauerhafte Verbesserung der Arbeitsergebnisse erreichen Sie nur, wenn Ihre Mitarbeiter eine Anerkennung ihrer Arbeit erfahren und Verantwortung für die Qualität ihrer Arbeit mittragen (Becker 1991).

Zielkontrolle

Zur Qualitätssicherung sollten Rückmeldungen über die Zufriedenheit der Patienten / Bewohner z. B. in Form eines Leistungsbarometers oder eines Soll-Ist-Vergleiches selbstverständlich sein. *Ohne Kontrolle ist die Zielerreichung schlechthin nicht überprüfbar.* Das bedeutet, daß ich auch nicht weiß, ob eine Leistung gut, mittelmäßig oder schlecht ist. Die Leistungen einzelner Mitarbeiter werden dann sowohl nach unten als auch nach oben nivelliert. Auf lange Sicht werden die leistungsstarken Mitarbeiter ihre Motivation verlieren und sich dem Standard nach unten hin anpassen. Vorherrschendes Motto ist dann: Ich kann

Qualitätssicherung

ja tun, was ich will, Anerkennung und Lob bekomme ich ja doch nicht. Also erledige ich nur das, was notwendig ist! Das, was für den Mitarbeiter nach außen hin gilt, muß als *Qualitätssicherung* im Umgang miteinander (Vorgesetzter und Mitarbeiter) auch ständig kontrolliert und beurteilt werden. Erst wenn wir unsere eigenen Stärken und Schwächen kennen, können wir uns weiterentwickeln.

Beispiel für eine Soll- und Ist-Konzeption zur Verbesserung der Teamfähigkeit

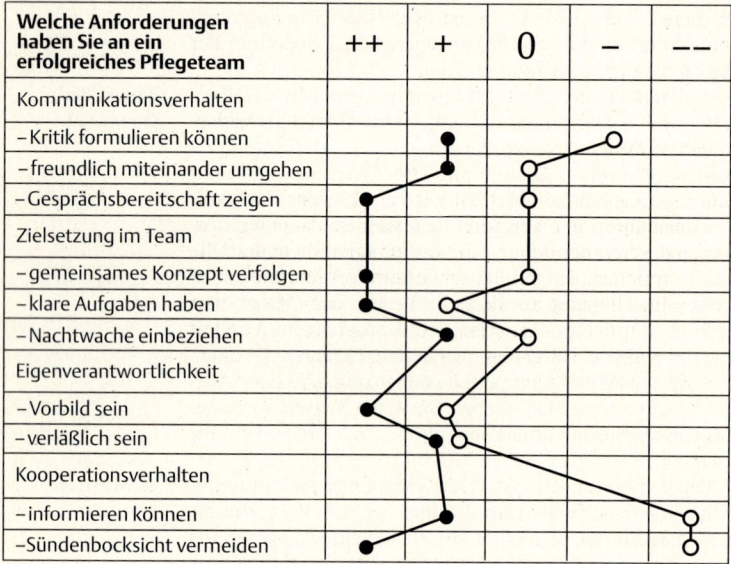

Welche Anforderungen haben Sie an ein erfolgreiches Pflegeteam	++	+	0	–	– –
Kommunikationsverhalten					
– Kritik formulieren können		●		○	
– freundlich miteinander umgehen		●	○		
– Gesprächsbereitschaft zeigen	●		○		
Zielsetzung im Team					
– gemeinsames Konzept verfolgen	●		○		
– klare Aufgaben haben	●	○			
– Nachtwache einbeziehen	●			○	
Eigenverantwortlichkeit					
– Vorbild sein	●	○			
– verläßlich sein		● ○			
Kooperationsverhalten					
– informieren können		●			○
– Sündenbocksicht vermeiden	●				○

Soll- und Ist-Konzept der Mitarbeiter auf der Station X
- ● Soll-Konzept
- ○ Ist-Konzept

Der Vergleich der Profile zeigt deutlich, in welchen Bereichen Qualitätsverbesserungen angestrebt werden können. Eine solche Soll-Ist-Konzeption kann als *Grundlage für das Zielvereinbarungsgespräch* genommen werden. Die Mitarbeiter haben so die Möglichkeit, sich differenzierte Ziele zu stecken, die sie in einem bestimmten Zeitraum dann auf Effektivität überprüfen können. Die Erreichbarkeit bestimmter Ziele motiviert die Mitarbeiter, sich dem Leistungsvergleich zu stellen.

Die *Mitarbeiter einer Station* sollen durch Zielvereinbarungen den Arbeitsablauf mitgestalten. Dafür ist es notwendig, die Probleme, die auf einer Station im Miteinanderarbeiten entstehen, zu thematisieren ohne jedoch Schuldzuweisungen produzieren. Daher ist es hilfreich, mit den Mitarbeitern eine Vision (Sollkonzept) zu entwickkeln.

Vorüberlegungen

Da Kenntnisse über Moderationstechniken hier erforderlich sind, werden Beispiele zur Übung im Team auf S. 20 ff gegeben.

Das Zielvereinbarungsgespräch mit *einem Mitarbeiter* kann anhand der folgenden Fallstudie trainiert werden.

☞ Fallstudie 2: Dokumentation nach einem Standard durchführen

Das neue Gesundheitsstrukturgesetz (GSG) schreibt die Dokumentation der Verordnungen für den Patienten vor. Um eine Vereinheitlichung der Dokumentation in der Klinik zu erreichen, ist Optiplan eingeführt worden. Die Schulungen im Umgang mit diesem System sind erfolgt, und nach anfänglichen Widerständen kommen die meisten Mitarbeiter nun gut mit dieser Dokumentation zurecht.

Schwester Ursula möchte gerne Gruppenschwester werden. Sie ist fachlich gut ausgebildet und kommt auch mit den Kollegen gut aus. Ihre Liebe zum Detail war immer ihr größter Vorzug. Die Pflegedokumentation macht sie mit größter Akribie; sie versucht alles ausführlich und genau zu beschreiben. Die Pflegestandards z. B. für die Dekubitusprophylaxe ignoriert sie jedoch intensiv, weil sie die verschiedenen Pflegeverrichtungen, die sie macht, hier gar nicht alle wiederfindet.

Auf der Station führt dies zu Problemen. Eine ihrer größten Stärken, alles sehr genau zu beschreiben, wirkt sich nun sehr belastend aus. Sie selber fühlt sich völlig überfordert, da sie doch gerade im Hinblick auf ihren Wunsch, Gruppenschwester zu werden, alles sehr perfekt machen möchte. Da sie jedoch jedes Detail erwähnt, dauern die Eintragungen sehr lange und sie wird mit den übrigen Tätigkeiten einfach nicht mehr fertig. Die Stationsleiterin fragt nun zu allem Überfluß auch noch, welche Ziele sie denn mit diesen ausführlichen Beschreibungen verfolge und wo ihre Schwerpunkte denn liegen. Schwester Ursula grübelt nun darüber nach, ob sie wohl für diese Führungsposition geschaffen ist.

Aufgaben   Bitte überlegen Sie, welche Ziele Sie für die nächsten Wochen mit Schwester Ursula vereinbaren wollen!

Selbststudium   Führen Sie ein Zielvereinbarungsgespräch mit Kollegen oder einer guten Freundin und zeichnen Sie dieses Gespräch (Video, Tonband) auf und analysieren Sie mit Hilfe der Checkliste Ihr Gesprächsverhalten.

Checkliste für Zielvereinbarungsgespräche

	- -	-	0	+	+ +	
Ziele unklar						Ziele deutlich erkennbar
Verschlossenheit						Offenheit
Zusammenhanglose Darstellung						klare Darstellung
Sehr weitschweifig						knapp, präzise
Keine Hilfen zur Zielerreichung						Wege zur Zielerreichung
Nüchtern, lahm						anregend, interessant
Vorgehen manipulativ						Vorgehen offen
Zuhörbereitschaft gering						aktives Zuhören
Unsachlichkeit						Sachlichkeit
Kein Einfühlungsvermögen						ausgeprägtes Einfühlungsvermögen
Keine Zielkontrolle formuliert						Zielkontrolle vereinbart

Selbstbewertung   Bitte schätzen Sie Ihr Verhalten nach einem Zielvereinbarungsgespräch ein. Sie erhalten so ein Gefühl dafür, mit welchem Mitarbeiter Sie nach eigener Einschätung eher offen umgehen und mit welchen Mitarbeitern Ihnen dies noch schwerfällt.

Fremdbewertung   Eine Fremdeinschätzung Ihres Verhaltens sollten Sie im Detailtraining oder in der Lerngruppe von den Kollegen fordern. Verhaltenskorrekturen sind nur dann möglich, wenn man sich der Fremdkontrolle stellt!

Gruppenstudium   Bei mehreren Teilnehmern in einem Seminar empfiehlt es sich, diese Fallstudie in Gruppen zu bearbeiten. Eine Gruppe bereitet einen Teilnehmer als Führungskraft auf das Gespräch vor, die zweite Gruppe überlegt sich Argumente aus der Sicht der Mitarbeiterin. Da die beiden Gruppen die Gesprächsstrategien der anderen Gruppe nicht kennen, müssen die beiden Teilnehmer (Führungskraft / Mitarbeiter) sich im anschließenden Gespräch sehr schnell auf den Gesprächspartner einstellen, was zu sehr realen Gesprächssituationen (Videoaufzeichnung nicht vergessen) führt.

☞ **Mögliche Antworten auf die Fragen zur Fallstudie 1 (S. 12 f)**

1. Welche unterschiedlichen Ziele verfolgen die beschriebenen Krankenhäuser?

Universitätskliniken

Ziele: Lehre und Forschung
Häufung bestimmter Fälle, z. B. Bypass-OP, kurze Verweildauer (Diagnostik, kurze Nachsorge), Genesung der Patienten im Heimatkrankenhaus.

Die Universitätskliniken haben häufig übergeordnete Ziele, die zunächst die Aufgabe der Lehre und Forschung auf dem Gebiet der Medizin betreffen und darüber hinaus die Heilung von Kranken. Die Patienten, die zur Uniklinik kommen, haben sehr häufig außergewöhnliche oder schwierige Erkrankungen, wo über die Diagnostik die Ursache festgestellt werden soll. Oder es werden Operationen durchgeführt, die in anderen kleinen Krankenhäusern nicht gemacht werden können. Das führt dazu, daß in den Unikliniken bestimmte Operationen sehr häufig durchgeführt werden, die Patienten zur Genesung aber in das Heimatkrankenhaus zurückverlegt werden. Die Verweildauer der Patienten ist daher auf bestimmten Stationen sehr kurz, die Patienten kommen von der Intensivstation, liegen 4-7 Tage auf der Station und werden anschließend zur Genesung ins Heimatkrankenhaus verlegt.

Kleineres Krankenhaus auf dem Lande

Ziele: Behandlung und Genesung der Menschen in der Region, eine breite Palette der Krankheiten, komplizierte spezielle Erkrankungen werden eher an dafür ausgestattete Häuser abgegeben, Durchschnittsalter der Patienten auf bestimmten Stationen sehr viel höher als in den Unikliniken, längere Verweildauer.

2. Was hätte die Pflegedienstleitung bei der Einstellung bedenken oder sagen müssen?

– hohe Technisierung im OP und auf den Stationen,
– hierdurch bedingte Schwerpunkte in der Diagnostik,
– Zeitdruck durch die vielen Untersuchungen, weniger Patientenorientierung (Auslastung der Geräte),
– Belastung der Pflegenden durch permanente neue Einstellung auf kranke und schwerstkranke Menschen.

3. Welche Fehler hat die Stationsleitung in dieser Situation gemacht?

– Sie hat ihre Vorstellungen von Pflege nicht konkretisiert.
– Sie hat auf die indirekten Signale der Kollegen nicht reagiert.
– Statt die unterschiedlichen pflegerischen Arbeiten in den beiden Häusern zu verdeutlichen, hat sie die Bedürfnisse, Ziele und Wertvorstellungen von Schwester Bettina nicht ernstgenommen (Abwehrverhalten).

4. Was hat Schwester Bettina nicht bedacht?

– Sie hat die unterschiedlichen Anforderungen in den beiden beschriebenen Kliniken nicht bedacht (sich nur von der Wegstrecke zur Arbeit leiten lassen).
– Bei ihrer vorherigen Tätigkeit stand die Beziehung zu kranken Menschen im Vordergrund und nicht die Erstversorgungen.
– Die kühle Technisierung schreckt sie eher ab, weil sie den Bezug zu den kranken Menschen sucht (Enttäuschung).

5. Was schlagen Sie vor, müßte man in dieser Situation tun?

– Auswahl des Personals: Unterschiede in der Arbeitsweise verdeutlichen (dadurch auch weniger Fluktuation und Entäuschung auf beiden Seiten).
– Klare Zielvorgaben für die Arbeit auf der Station geben.
– Rückmeldungen an die Mitarbeiter über Zielerreichung geben.

☞ **Mögliche Antworten auf die Fragen zur Fallstudie 2 (S. 19)**

Mitarbeiter, die alles *besonders perfekt* machen wollen, weil sie genau und verläßlich arbeiten, haben oft Schwierigkeiten, das Wichtige vom Unwichtigen zu trennen. Sie müssen lernen, mittel- und langfristige Ziele zu setzen, in größeren Zusammenhängen zu denken und sich von *Kleinigkeiten zu lösen.*

Im Gespräch könnten die Vorzüge (Perfektionismus) vom Vorgesetzten durch ein fragend-entwickelndes Gespräch thematisiert werden.

Mittelfristiges Ziel... Gruppenschwester. Voraussetzung hierfür: sich vom Detail lösen und Pflegestandards einbeziehen.

Kurzfristiges Ziel... Dokumentation straffen und in den nächsten Tagen mehrere Dokumentationen mit Schwester Ursula gemeinsam verfassen.

Offene Kontrolle durch Stationsleitung vereinbaren: z.B.: In den nächsten vier Wochen schaue ich mir Ihre Dokumentation an, dann können wir gemeinsam überlegen, was man vielleicht noch stärker kürzen könnte.

Beurteilungsgespräch

Aufbau eines Beurteilungsgespräches

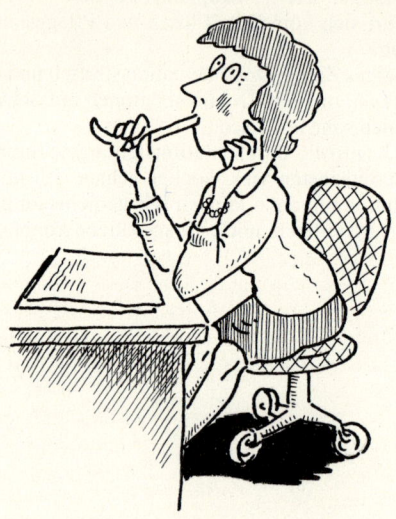

Ziele

Unter Beurteilungsgespräch wird das Gespräch des Vorgesetzten mit seinem Mitarbeiter verstanden, *nachdem* der Vorgesetzte die Beurteilung alleine erstellt hat. Das Beurteilungsgepräch soll dem Mitarbeiter helfen, seinen *eigenen Standort* zu finden. In vielen Unternehmen wird das Beurteilungsgespräch als Beratungs- und Fördergespräch verstanden und so auch benannt, da die Beurteilung als Begriff eher mit negativen Inhalten verknüpft ist (Hentze u. Mitarb. 1989, Saul 1993, Heim u. Chapman 1990, Pfützner 1989a).

Probleme

Beim Beurteilungsgespräch wird das *gesamte Verhalten* des Mitarbeiters unter allen in der Organisation erkennbaren Aspekten analysiert. Dadurch wird die *Persönlichkeit* des Mitarbeiters stark berührt, insbesondere dann, wenn beispielsweise eine Aufklärung über die Gründe für seine Gehaltshöhe usw. besprochen werden sollen. Das Ergebnis eines solchen Gepräches wird in der Regel aktenkundig gemacht, so daß dieses Gespräch *offiziellen Charakter* hat. Im Unterschied zum Zielvereinbarungsgespräch geht es in diesem Gespräch weniger um die Zielerreichung in der Pflege, sondern mehr um eine Standortbestimmung des Mitarbeiters.

Das Beurteilungsgespräch sollte regelmäßig durchge- **Gründe** führt werden, damit der Mitarbeiter weiß, welche Stärken er hat und welche Fördermaßnahmen notwendig sind, um eine Weiterentwicklung zu ermöglichen. Die Beurteilung sollte einmal jährlich erfolgen, wobei dieses Gespräch vertrauensvoll geführt werden soll. Beurteilungsfehler können, wenn notwendig korrigiert werden und Fähigkeiten des Mitarbeiters im beidseitigen Gespräch reflektiert werden. Besonders in diesem Gespräch kann dem Mitarbeiter das Gefühl der persönlichen Anerkennung ausgesprochen werden.

Durch die Mitarbeiterbeurteilung kann einerseits das Unternehmen mit fähigen Mitarbeitern eine bessere Planung des Personaleinsatzes besprechen, und andererseits kann der Mitarbeiter seine Förderungswünsche äußern, womit eine bessere Planung von Weiterbildungsaktivitäten verbunden ist.

Durch die *regelmäßige Beurteilung aller Mitarbeiter* kommt es zu einer Intensivierung der Beziehung zwischen Vorgesetzten und Mitarbeitern, die sich förderlich auf den Arbeitsprozeß auswirken. Unregelmäßige Beurteilungen führen eher dazu, daß die übrigen Mitarbeiter z. B. denken: Schwester Maria muß zur Stationsleiterin …, wer weiß, was da wieder vorliegt! Unregelmäßige Beurteilungen führen zu Unsicherheiten bei der eigenen Beurteilung der Leistung (Über- und Unterschätzung der eigenen Fähigkeiten), aber auch zu einer eher negativen Einstellung der übrigen Mitarbeiter, weil meistens dann jemand zum Vorgesetzten gerufen wird, wenn etwas nicht so gelaufen ist, wie es sein sollte. Leider werden dann *Beurteilungsgespräche zu Verurteilungsgesprächen* und sind wenig hilfreich im Sinne einer Standortbestimmung und Förderung der Mitarbeiter.

An dieser Stelle sollen noch einmal die Unterschiede zwischen einem kooperativ geführten Beurteilungsgespräch (Schubert u. Schubert 1978) im Vergleich zu einem direktiv geführten Gespräch (Nagel 1990) gegenübergestellt werden (S. 26.

Beurteilungsgespräch	Kooperative Gesprächsführung		Direktive Gesprächsführung	
Ablauf	Fragemethoden	Gesprächsziele	Fragemethoden	Gesprächsziele
Eröffnung	Wie erhalte ich die Gesprächsbereitschaft des Mitarbeiters (Motivation)?	Durch partnerschaftliche Zuwendung	Wie steuere ich das Gespräch?	Durch Sachlichkeit
Beurteilung	Wie führe ich den Mitarbeiter zur Selbstbeurteilung?	durch beratende information	Wie erkläre und begründe ich die Leistungsstärken und -schwächen meines Mitarbeiters?	Durch Objektivität
Fragen des Beurteilten	Wie erfahre ich die Gedanken und Gefühle des Mitarbeiters?	Durch aktives und verständnisvolles Zuhören	Wie entgegne ich Einwendungen des Mitarbeiters (Gewinner-Verlierer-Spiele)?	Durch Kompetenz
Fragen des Beurteilers	Wie initiiere ich die Selbstkritik?	Durch offene Fragestellungen	Wie erreiche ich die Zustimmung des Mitarbeiters?	Durch Autorität
Ergebnis	Wie gewinne ich beim Mitarbeiter Leistung aus eigener Kraft?	Durch Beteiligung an der Zielvereinbarung	Wie erziele ich Leistungszuwachs bei meinem Mitarbeiter?	Durch Vorgabe von Leistungszielen
Abschluß	Wie fördere ich die Leistungsmotivation des Mitarbeiters?	Durch Anregungen zur Selbststeuerung	Wie erhöhe ich den Leistungswillen des Mitarbeiters?	Durch Leistungsanreize

☞ **Fallstudie 3: Ab jetzt wird beurteilt** …

Die Stationsleiterin Schwester Gisela ist seit zehn Jahren auf der inneren Station des Krankenhauses X. Auf der Stationsleiterkonferenz ist beschlossen worden, daß auf jeder Station Beurteilungsgespräche mit den Mitarbeitern durchgeführt werden sollen, um eine bessere Personalentwicklung durch die innerbetriebliche Fortbildungsstätte (IBF) zu gewährleisten.

Die Mitarbeiter der IBF haben hierfür einen Leitfaden entwickelt und einen Teil der Führungskräfte auch geschult, solche Beurteilungsgespräche mit den Mitarbeitern durchzuführen.

Schwester Gisela war jedoch so eingespannt auf ihrer Station, daß es ihr nicht möglich war, an dieser Fortbildung teilzunehmen. Sie hat sich auch auf der Stationsleiterkonferenz vehement dagegen ausgesprochen. Sie ist der Meinung, wenn jemand etwas falsch macht, dann sagt sie ihm das sofort: Ein Beurteilungsgespräch mit den Mitarbeitern auf der Station nimmt mir nur Zeit für wichtige andere Aufgaben weg.

Da die Pflegedienstleiterin Frau Meyer jedoch eine schriftliche Rückmeldung über die Beurteilungsgespräche mit den Mitarbeitern auf der Station bis Ende des Jahres vorliegen haben möchte, ist sie gezwungen, diese Gespräche zu führen.

In der Dienstübergabebesprechung teilt Schwester Gisela den nun anwesenden Mitarbeitern mit: Ab nächster Woche finden die Beurteilungsgespräche mit jedem Mitarbeiter der Station statt. Bitte kommen Sie zu dem Beurteilungsgespräch um 14 Uhr (alphabetischer Reihenfolge der Mitarbeiter) immer donnerstags ins Besprechungszimmer. Sie hat einen Plan gemacht, so daß die Aktion Beurteilung in 16 Wochen dann beendet ist.

Die Mitarbeiter schauen etwas erstaunt in die Runde, trauen sich aber nicht, Schwester Gisela etwas zu fragen. Schwester Gertrud trifft es als erste. Sie bespricht sich mit ihren Kollegen und ist wenig motiviert, ähnlich wie die übrigen auch, sich auf dieses Gespräch einzustellen. Gedanklich geht sie schon durch, was Schwester Gisela ihr wohl alles so vorwerfen könnte, wobei sie sehr genau überlegt, wie sie diese Argumente entkräften kann.

☞ **Fragen zur Fallstudie 3**

1. Was hätte die IBF und die Pflegedienstleitung berück-sichtigen müssen?
2. Was hätte Schwester Gisela im Vorfeld besser machen können?
3. Welche Ängste werden durch diese Mitteilung bei den Mitarbeitern ausgelöst?
5. Wie sollte man die Mitarbeiter auf etwas Neues vorbe-reiten?
6. Welche Möglichkeiten der Einflußnahme sollte man den Mitarbeitern geben, damit das Gespräch nicht zum Ver-urteilungsgespräch wird?

Wie bereite ich ein Beurteilungsgespräch vor?

Eine sorgfältige Vorbereitung auf das Gespräch ist für den Mitarbeiter genau so wichtig wie für die Führungskraft. Haben beide Betroffenen einen Leitfaden in der Hand, so läuft in der Regel das Gespräch gezielter, effektiver und positiver ab. Die folgende *Checkliste* kann Ihnen bei der Vorbereitung eines solchen Gespräches helfen, Ihre Ge-danken und Rückmeldungen für die Mitarbeiter zu struk-turieren (S. 29)

Organisations-kultur

Eine regelmäßige schriftliche oder formgebundene Beur-teilung ist als Führungsinstrument unentbehrlich. Eine *standardisierte Mitarbeiterbeurteilung* erleichtert dem Vorgesetzten die Führungsverantwortung, weil er für alle Mitarbeiter Standards zur Hand hat, die eine gerechte Be-wertung der Leistungen der Mitarbeiter unterstützen. Diese Standardkriterien sind Bestandteil der Organisati-onskultur, an der die Realisierung der Leitideen überprüft werden kann. Wo Menschen arbeiten, werden schließlich auch Fehler gemacht.

Vertrauenskultur

In einer Organisationskultur, die von *Offenheit* und Ver-trauen in die Fähigkeiten ihrer Mitarbeiter geprägt ist, kann ein solches Beurteilungswesen helfen, die Qualität der Ar-beit zu sichern, weil die Beurteilung dann als Hilfestellung aufgefaßt wird, in der Mitarbeiter gefördert werden. Die Vergleichbarkeit macht zentrale Auswertungen der Beur-teilungsergebnisse möglich, so daß die richtige Stellenbe-setzung nach *objektiven Kriterien* gesteuert werden kann. Eine realistische Einschätzung der eigenen Fähigkeiten und Fertigkeiten kann dabei helfen, sich nicht zu über-

Welche Stärken und welche Schwächen will ich im Beurteilungsgespräch behandeln?	– Umgang mit Patienten, Bewohnern, Angehörigen, Ärzten, Verwaltungsmitarbeitern, Kollegen, Führungskräften – Qualität der Pflege – Ehrgeiz, Weiterbildungswille – Zuverlässigkeit, Ehrlichkeit – Toleranz und Streßfähigkeit – Engagement – Konflikt- und Teamfähigkeit
Was erwartet der Mitarbeiter vom Beurteilungsgespräch?	– sach- oder verhaltensorientierte Beurteilungen – Lob und Anerkennung – Hilfestellung oder Bedrohung seines Selbst
Wie gut ist die Selbsterkenntnis des Mitarbeiters?	– realistische Einschätzung eigener Fähigkeiten – Persönlichkeitsstruktur (blinder Fleck) – vergangenheits-, gegenwarts- oder zukunftsorientierte Beurteilung des eigenen Selbst
Wie beurteile ich den Mitarbeiter?	– Fachwissen – Arbeitsleistung – Zusammenarbeit – Führungsverhalten (planen, organisieren, Ziele setzen, informieren, delegieren, kontrollieren, motivieren, fordern, beurteilen)
Wann und wie wird beurteilt?	– nur wenn etwas ansteht oder nach Aufforderung – regelmäßig, z. B. 1mal im Jahr – einheitlich, z. B. Standardbogen oder frei – der Vorgesetzte den Mitarbeiter oder auch umgekehrt – schriftlich oder mündlich – Mitteilung der Beurteilung oder Verhaltenshilfe – Steuerungsinstrument für Personalentwicklung – Spontanität oder Kontinuität in der Beurteilung

bzw. zu unterfordern. Fehler oder Risiken werden in einer Vertrauenskultur eher als Normalität aufgefaßt und motivieren, diese Fehlerquellen zu reduzieren.

Wesentlich ist jedoch, wie mit diesen Fehlern umgegangen wird. Wird ein solches Beurteilungsinstrument dazu mißbraucht, die Fehler, die ein Mitarbeiter macht, zu *bestrafen*, so wird dieser Mitarbeiter in Zukunft alles tun, um seine Fehler zu vertuschen, nicht zuzugeben oder auf andere zu schieben. Hier werden *Vermeidungsstrategien* gefördert, in der die Mitarbeiter sich hämisch freuen, wenn sie einen Sündenbock gefunden haben und sie selbst nicht in der Schußlinie sind.

Eine aussagefähige Beurteilung erfordert eine *ständige Beobachtung* und den wechselweisen Austausch hierüber. Die punktuelle subjektive Beobachtung wird durch eine systematische, kontrollierte und kontinuierliche Beobach-

Mißtrauenskultur

Sicht des Vorgesetzten

tung der Arbeitsleistungen abgelöst. Wenn beide Parteien, also der Mitarbeiter und der Vorgesetzte, ganz spezifische Beobachtungskriterien haben, ist eine Verhaltensänderung in positiver Richtung eher wahrscheinlich, weil man sich auf diese Beurteilungskriterien einstellen und danach leben kann. Der Vorgesetzte ist dann Berater und Förderer des Mitarbeiters.

Sicht des Mitarbeiters

Er erhält eine gezielte Information über seine Arbeitsleistung und sein Verhalten. Durch die *Regelmäßigkeit* der Beurteilung wird ein solches Gespräch eher als Hilfestellung und nicht als Bedrohung empfunden. Eine gezielte berufliche Förderung durch Anerkennung der Leistung motiviert den Mitarbeiter, die Organisationsziele als die eigenen anzuerkennen und Fehler als Chance zur Verbesserung zu begreifen.

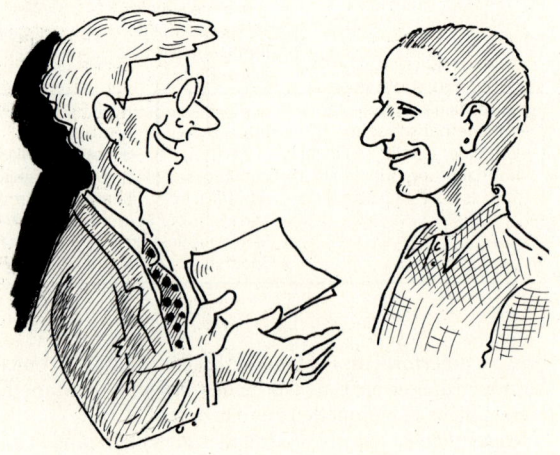

Fehlerquellen

Ohne eine Standardisierung der Leistungsbeurteilung können die im Vierfelderschema dargestellten Fehlerquellen entstehen:

Der Mitarbeiter kann ⇨	Der Vorgesetzte kann
– sich verstellen – ist in seinem Verhalten situationsabhängig – ändert sich durch innere oder äußere Einflüsse	– Ärger und Verdruß „vergelten" – durch Falschbeurteilungen des Mitarbeiters seine eigene Unzulänglichkeit verschleiern – einen unangenehmen oder leistungsschwachen Mitarbeiter „wegloben"
Der Vorgesetzte braucht **Menschenkenntnis** ⇧	Der Vorgesetzte sollte **persönliche Reife** haben ⇩
Die Beurteilung kann ⇦	Der Vorgesetzte kann
– ausschließlich situations-gebunden, spontan und willkürlich erfolgen – zu schematisch sein – von einer zufälligen Einzel-beobachtung oder vom Urteil Dritter abhängig sein	– sich in seiner Beurteilung auf den ersten Eindruck verlassen – nach Sympathie und Antipathie urteilen – allzusehr vom eigenen Ich (Leistungsmotivation) als Beurteilungsmaßstab ausgehen
Der Vorgesetzte braucht eine **gute Beurteilungsmethodik**	Der Vorgesetzte sollte sich nicht durch **gefühlsmäßige** Beurteilungen leiten lassen

Fehlbeurteilungen können den Nutzen von Leistungsbeurteilungen für den Mitarbeiter und das Krankenhaus / Altenheim erheblich mindern. Auch wenn wir uns bemühen objektiv zu sein, es fließen immer subjektive Elemente in die Beurteilung mit ein. Einige wichtige Fehlerquellen sind schon im Vierfelderschema genannt. Es sollen an dieser Stelle jedoch noch einige genannt werden, die Ihnen helfen können, Ihr eigenes Beurteilungsverhalten zu überprüfen.

Vermeidung von Fehlbeurteilungen

Jeder Beurteiler hat *persönliche Wertvorstellungen* und Überzeugungen, die er verallgemeinert und als Wertmaßstab benutzt. Jemand der unpünktlich ist, arbeitet auch

Persönlichkeits-theorie des Beurteilers

schlampig. Ein anderer Aspekt ist die Fehleinschätzung aufgrund körperlicher Attraktivität. So werden beispielsweise Menschen mit einer Brille intelligenter eingeschätzt als ohne. Diese Verallgemeinerungen sind ungerechtfertigt und gefährlich, besonders dann, wenn sie in eine Beurteilung mit einfließen.

Vorurteile

Vorurteile helfen uns, *viele Informationen so zu reduzieren*, daß wir sie aufnehmen und behalten können. Ohne diese Fähigkeit würden wir uns nicht zurechtfinden können.

Vorurteile können in der Beurteilung von Mitarbeitern dazu führen, daß man sich selber nicht mehr die Mühe macht, die Leistungen des Mitarbeiters zu beobachten, da man aus der Personalakte schon weiß, daß dieser Mitarbeiter seine Arbeit nicht organisieren kann.

Selektive Wahrnehmung

Da man dieses Merkmal zusammen mit der Person des Mitarbeiters im Hinterkopf gespeichert hat, beurteilt man z. B. die Unordnung auf dem Schreibtisch des Stationszimmers auf dem Hintergrund der Arbeitsorganisation. Diese Verknüpfung läßt es dann oft nicht zu, daß wir uns wirklich bemühen zu beurteilen, ob der Mitarbeiter seine Arbeit organisiert hat oder nicht. Man nennt diesen Vorgang auch selektive Wahrnehmung, weil man durch das Vorwissen nur *ausgewählte Merkmale* wahrnimmt.

Soziale und emotionale Situationen

Eine Beurteilung darf nicht auf eine einmal gemachte Beobachtung zurückgeführt werden. So wäre es ein Fehler, wenn Sie einen Mitarbeiter als unkollegial und wenig kommunikativ einschätzen, weil er gerade einen abwesenden Eindruck macht. Wenn Sie über Ihre Mitarbeiter nichts Persönliches wissen, z. B. ob er gerade jetzt in einer Partnerschaftskrise steckt oder sein Hausbau ins Stocken geraten ist, dann sind Fehleinschätzungen sehr schnell möglich.

Sympathie und Antipathie

Die Kooperation zwischen Vorgesetzten und Mitarbeitern wird durch Sympathie erleichtert, durch Antipathie erschwert. Um Beurteilungsfehler zu vermeiden, sollten diese Gefühle bewußt gemacht werden, damit man sie kontrollieren kann.

Einzelbeobachtung

Positive und negative Ereignisse prägen sich intensiv ein. Werden diese besonderen Ereignisse auf normale Situationen übertragen, kommt es zu Fehlurteilen. Aus diesem Grunde sollten regelmäßige Beurteilungen vorgenommen werden, weil dann eine Korrektur erfolgen kann.

Gruppenegoismus

Dieser Beurteilungsfehler liegt dann vor, wenn ein Vorgesetzter einen Mitarbeiter des eigenen Verantwortungsbereiches nur deshalb günstig beurteilt, um insgesamt besser dazustehen als andere Stationen. Hier ist nicht das Bemühen um Leistungsverbesserung im Vordergrund, vielmehr werden Fehler nicht korrigiert, und es kommt zu einer Nivellierung der Leistungsmotivation, was sich langfristig durch ein Sinken der Arbeitsqualität bemerkbar macht.

Der Beurteiler begünstigt einen Mitarbeiter bewußt durch hervorragende Bewertungen, um ihn in eine bestimmte bessere Position zu bringen, obwohl die tatsächlichen Leistungen diese Beurteilung nicht rechtfertigen. Protektionen beeinflussen das Arbeitsklima negativ, da nicht die Leistung entscheidet, sondern die persönliche Verbindung zu dem Beurteiler.

Protektion

Wird ein Mitarbeiter nur deshalb positiv bewertet, damit er möglichst bald auf eine andere Station versetzt wird, hat man dem Mitarbeiter und dem Krankenhaus / Altenheim einen schlechten Dienst erwiesen. Die künftigen Mitarbeiter haben unter Umständen einen unfähigen Kollegen oder sogar Vorgesetzten. Negative Verhaltensweisen werden dann durch Aufstieg verstärkt. Die Leistungsmotivation der Kollegen geht auf jeden Fall zurück.

Wegloben

Mitarbeiterbeurteilung (Beispiel)

Name, Vorname ....
Station ....
Datum der letzten Beurteilung ....
Datum der heutigen Beurteilung ....

	+++	++	+	0	-	- -	- - -
Arbeitsleistung							
Qualität der Pflege							
Menge der Arbeit							
Einteilung der Arbeit							
Persönliches Verhalten							
Selbständigkeit							
Belastbarkeit							
Kommunikation							
Zusammenarbeit							
– mit Mitarbeitern des engeren Arbeitsbereiches							
– mit Vorgesetzten							
– mit anderen Stationen, Schule usw.							
Arbeitsverhalten							
Pflegeziele setzen							
Pflegeplanung							
Pflegeorganisation							
Pflegedurchführung							
Umgang mit Patienten							
Informieren							
Delegieren							
Kontrollieren							
Motivieren							
Fordern							
Beurteilen							

Wie führe ich ein Beurteilungsgespräch?

Gesprächsbeginn

Von Ausnahmen abgesehen empfiehlt es sich bei schwierigen Gesprächen mit einem neutralen Thema zu beginnen, z. B. geplante Projekte (Einführung neuer Pflegetechniken, Bereichspflege usw.), die anstehen, oder aktuelle Probleme (Rischar 1991).

Einstieg

Pauschale Beurteilungen sind wenig hilfreich, besser sind differenzierte Urteile, in denen Stärken und Schwächen herausgearbeitet worden sind.

Ist das Urteil insgesamt *zu positiv*, ist der Mitarbeiter mit sich und der Welt zufrieden. Ist das Urteil *zu negativ*, entsteht ein innerer Widerstand, da die Beurteilung als nicht korrekt empfunden wird. Der Mitarbeiter ist demotiviert und ist versucht, die Beurteilung innerlich so umzudeuten, daß die Beurteilung nicht zutreffend ist. Manchmal kann das dazu führen, daß dem Beurteiler Kompetenz abgesprochen wird, was zur Folge hat, daß künftige Entscheidungen des Vorgesetzten sehr kritisch gesehen werden.

> Gesamturteil

Liegt ein Beurteilungsbogen vor, so gehen viele Vorgesetzte nun Punkt für Punkt vor. Hierbei kann es vorkommen, daß negative und positive Aspekte als Block behandelt werden, und das Gespräch kann mit schwerwiegenden negativen Beurteilungen beginnen.

> Beurteilungsbogen

Eine schematische Abarbeitung des Beurteilungsbogens kann der Persönlichkeit des Mitarbeiters nicht gerecht werden. Daher sollte m. E. vorher überlegt werden, welche Persönlichkeitstruktur der Mitarbeiter hat.

> Persönlichkeit des Mitarbeiters

Ein Mitarbeiter, dessen Selbstkonzept eher ängstlich-besorgt ist, der sich wenig zutraut und immer etwas mehr tut als notwendig, ist anders zu behandeln als ein Mitarbeiter, der an seine Fähigkeiten glaubt. Der ängstlich-besorgte Mitarbeiter braucht in einem solchen Gespräch zunächst einmal eine *positive Rückmeldung über seine Arbeit mit dem Patienten, den Kollegen usw.*

> Ängstliche Besorgtheit

Erst wenn eine Basis des Vertrauens geschaffen worden ist, kann man ihn auffordern, zu bestimmten Punkten (z. B. Organisation, Selbständigkeit usw.) eine Selbsteinschätzung seiner Leistungen vorzunehmen. Der Beurteilungsbogen hilft Ihnen dann, verschiedene wichtige Punkte anzusprechen, wo Sie sich eine Weiterentwicklung des Mitarbeiters vorstellen können.

> Einstiegsphase

Im nächsten Schritt können dann *konkrete Maßnahmen* zur Veränderung angesprochen werden, wie z. B. die mangelnde Selbständigkeit des Mitarbeiters. Man könnte Regeln überlegen, nach denen der Mitarbeiter die Organisation seiner Arbeit selbständig erledigt und in welchen Fällen Absprachen notwendig sind.

> Verlaufsphase

Der Abschluß des Gespräches sollte *verbindliche Maßnahmen* beinhalten, nach denen der Mitarbeiter die nächsten zwei Monate arbeiten sollte. Eine Prüfung der vereinbarten Maßnahmen sollte kontrolliert erfolgen und durch positive Verstärkung des erwünschten Verhaltens gelenkt werden. Sie sollten lieber weniger Maßnahmen vereinbaren, weil diese dann kontrollierbar und realisierbar sind, als viele Maßnahmen, die den einzelnen in der Realisations-

> Abschlußphase

phase überfordern. Die angestrebten Verhaltensänderungen sind dann nicht durchführbar und man erlebt dies als Mißerfolg. *Mißerfolge demotivieren* und führen eher zur Lethargie (ich kann ja machen, was ich will, es nützt doch nichts).

Kontrollphase

Die Kontrolle der Vereinbarungen sollte in der ersten Woche nach dem Gespräch intensiv erfolgen. Die Motivation, sich der Anstrengung zu stellen eigenes Verhalten zu verändern, kann dann positiv gewürdigt werden. *Nichtbeachtung führt* wiederum *zur Aufgabe* der neuen Verhaltensweisen (jetzt strenge ich mich an, und keiner sieht es!).

Zuversichtliche Persönlichkeit

Menschen, die ein stark ausgeprägtes Selbstkonzept haben, reagieren auf Kritik sehr viel weniger betroffen, da sie sich als Person wertvoll empfinden. Sie sind von sich und ihren Fähigkeiten sehr überzeugt, d.h. Fehler unterlaufen nur den anderen, aber nicht der Person, die wenig Selbstzweifel an sich hegt.

Ein Mitarbeiter, der nun sehr ehrgeizig ist, kann z.B. positive Eigenschaften haben wie überdurchschnittliche Leistungen, hoher zeitlicher Einsatz, Konzentration und Ausdauer. Negative Aspekte können diese Eigenschaften überstrahlen, wie z.B. jede Arbeitssituation wird von diesem Mitarbeiter als Wettbewerbssituation gesehen (jeder Kollege ist sein Rivale!). Dies kann dazu führen, daß der Mitarbeiter absolut teamunfähig ist.

Einstiegsphase

Bei diesem Mitarbeiter kann es durchaus Sinn machen, die einzelnen Beurteilungen Punkt für Punkt durchzusprechen. Eine neutrale Haltung und Ehrlichkeit bei der Beurteilung besonders am Beginn des Gespräches sind wichtig. Sowohl massive Kritik als auch zu starkes Lob sind in dieser Phase ungünstig. Sprechen Sie sofort die kritischen Punkte an, formuliert der Mitarbeiter sofort seine Gegenargumente, während Lob hier sein Selbstkonzept noch stützt und er dann keinen weiteren Grund sieht, sein Verhalten zu ändern.

Verlaufsphase

Der Vorgesetzte sollte konkrete Arbeitssituationen schildern, in denen beispielsweise die Eigenschaft Ehrgeiz hinderlich ist. In dem Moment, wo die Arbeit zum Selbstzweck wird, geraten die Interessen des Arbeitgebers zwangsläufig in den Hintergrund. Solche Mitarbeiter halten z.B. Informationen zurück, wollen nur dann Entscheidungen akzeptieren, wenn es ihre eigenen sind, und ähnliches. Der Mitarbeiter sollte die *Folgen seines Handelns* erkennen und mit dem Vorgesetzten gemeinsam überlegen, wie er seine Teamfähigkeit verbessern kann. Der Vorgesetzte sollte bei diesem Mitarbeiter aktiv zuhören und immer wieder einen *Perspektivwechsel* anregen (z. B. Wie würden Sie das denn sehen, wenn ich Ihnen Informationen nicht weitergäbe!).

Wie schon in dem Beispiel zuvor beschrieben, sollten nun *verbindliche Maßnahmen* besprochen werden, die der Mitarbeiter in künftigen Arbeitssituationen realisieren kann. So kann vereinbart werden, daß vorliegende Informationen sofort an die betroffenen Mitarbeiter weitergegeben werden oder daß der Mitarbeiter zu treffende Entscheidungen mit den Kollegen besser abstimmt.

Die Kontrolle der Vereinbarungen sollte auch hier in den ersten Wochen intensiv erfolgen (Beispiel S. 34).   Kontrollphase

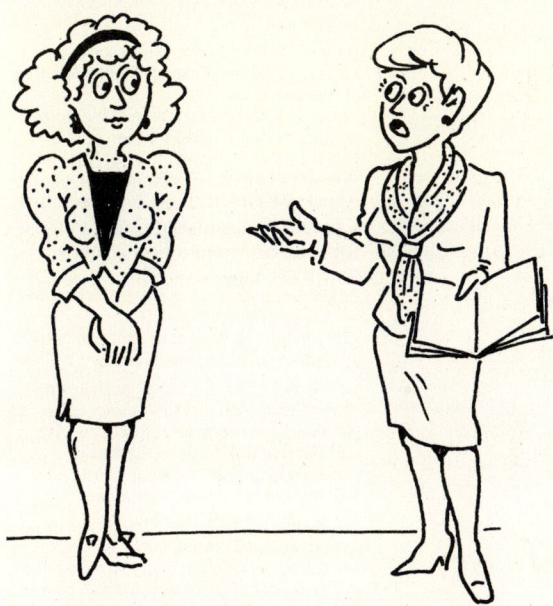

Was kann ich tun?

Zunächst einmal ist es wichtig, für Leistungsrückmeldungen Formulierungen zu finden, die hilfreich sind. Daher sind in der folgenden Übersicht einige Kriterien zusammengestellt, anhand derer die Formulierung von Rückmeldungen für ein Beurteilungsgespräch geübt werden kann.

Beurteilung des Mitarbeiters	Bewertung*	Mögliche Formulierung der Beurteilung
Arbeitsleistung: Güte der Arbeit	I	Hat sehr gute Fachkenntnisse und kann diese vielseitig und mit großer Erfahrung einsetzen
	II	Hat befriedigende Fachkenntnisse, arbeitet pflichtbewußt und genau
	III	Hat ausreichende Fachkenntnisse, arbeitet etwas schwerfällig und muß mit Aufgaben betraut werden
Menge der Arbeit	I	Arbeitet rasch, gut und fehlerfrei
	II	Arbeitet pflichtgemäß, setzt die Erfahrungen anderer um
	III	Arbeitet eher langsam und hat keinen Sinn für Zusammenhänge und Arbeitserleichterungen
Einteilung der Arbeit	I	Hat eine optimale Arbeitseinteilung und kann streßfrei mit unvorgesehenen Arbeiten umgehen
	II	Hat eine gute Arbeitsaufteilung bei Normalbetrieb, bei außergewöhnlichen Arbeiten leidet die Einteilung
		Verteilt die Arbeitslast sehr ungleich und ist schnell überfordert bei der Einteilung
Persönliches Verhalten: Selbständigkeit	I	Arbeitet sehr selbständig, hat Ideen und Initiative bei der Veränderung von Arbeitsabläufen oder -problemen
	II	Arbeitet selbständig auf seinem Gebiet und ist gelegentlich initiativ
	III	Arbeitet nur mit Anleitung, gibt sich leicht zufrieden und ist beeinflußbar
Belastbarkeit	I	Ist sehr belastbar und behält auch in kritischen Situationen den Überblick
	II	Ist belastbar in normalen Situationen, ist sachlich und weiß, was zu machen ist
	III	Ist wenig belastbar und neigt in kritischen Situationen zu Fehleinschätzungen
Kommunikation	I	Das kommunikative Verhalten ist in Form, Zeitpunkt und Richtung gut
	II	Die Kommunikation ist in der Form hilfreich, der Zeitpunkt könnte besser gewählt sein
	III	Die Kommunikation ist durch Mißverständnisse geprägt und wenig sachlich
Zusammenarbeit: Mitarbeiter	I	Arbeitet sehr gut im Team und fördert den Zusammenhalt
	II	Arbeitet sowohl im Team als auch individuell mit positiver Einstellung
	III	Arbeitet vorwiegend alleine, hat viel auszusetzen an Teamkollegen

Beurteilung des Mitarbeiters	Bewertung*	Mögliche Formulierung der Beurteilung
Vorgesetzte	I	Bestimmtes und sicheres Auftreten, nimmt Kritik verständig entgegen
	II	Ist für Anweisungen zugänglich, bei Kritik jedoch persönlich betroffen und unzugänglich
	III	Ist eher befangen, unterwürfig und paßt sich oberflächlich an
mit anderen Stationen, Schule usw.	I	Hat ein motiviertes Team aufgebaut und arbeitet mit anderen gut zusammen
	II	Ist für neue Ideen zugänglich und arbeitet mit anderen zusammen
	III	Arbeitet Konzepte aus, arbeitet mit anderen eher ungern zusammen

*Die Bewertung der Mitarbeiterleistung wird in drei Kattegorien eingeteilt (nach Fürst 1970):
Kategorie I = sehr gute Leistungen
Kategorie II = gute bis mittlere Leistung
Kategorie III = ausreichende bis unzulängliche Leistungen

☞ **Fallstudie 4: Schwester Sylvia übernimmt eine neue Position als Gruppenleiterin**

Vor drei Monaten sah Schwester Sylvia mit Ungelduld ihrer neuen Aufgabe als Gruppenleiterin auf der Station X entgegen. Nach vier Jahren Pflege auf dieser Station fühlte sie sich jetzt sehr kompetent im Umgang mit den Bewohnern und auch im Team anerkannt und erfahren.

Heute ist sich Schwester Sylvia nicht mehr so sicher, daß sie für diese leitende Tätigkeit geschaffen ist. Ihr Arbeitstag scheint kein Ende zu nehmen. Während der Schicht ist ihre Arbeit damit ausgefüllt, Arbeit zuzuteilen und die Resultate zu überprüfen. Außerdem strömen ständig Besucher herein, die etwas von ihr wollen. Einige Angehörige beklagen sich über Wäschestücke, die nicht sorgfältig genug behandelt worden sind, wieder andere wollen gerade jetzt ihr Herz ausschütten, wie schlimm es doch ist, daß sie für ihren Angehörigen nicht selber sorgen können…
Die Mitarbeiter in ihrer Gruppe haben sich auch verändert, sie beklagen sich seit neuerer Zeit, daß alles nur noch in Hektik auf der Station verläuft, daß Schwester Sylvia überhaupt keine Zeit mehr hat, einmal ein persönliches Ge-

spräch zu führen, und überhaupt – seitdem sie Gruppenleiterin ist, trägt sie die Nase hoch und meint, was Besseres zu sein. Die Mitarbeiter haben sich bei der Stationsleiterin Schwester Sigrid beklagt. Schwester Sigrid muß alle drei Monate ein Beurteilungsgespräch mit ihren Mitarbeiterinnen führen, die eine Führungsaufgabe auf der Station übernommen haben. Daher will sie die anstehenden Probleme mit Schwester Sylvia besprechen. Das Gespräch soll am nächsten Tag nach der Frühschicht stattfinden.

In ihrer Frustration über die gegenwärtige Situation fragt Schwester Sylvia ihre Freundin Karin, ob sie mit ihr zu Mittag essen wolle, sie hätte etwas Wichtiges zu besprechen. Beim Essen erzählt sie Karin, daß sie mit dem Gedanken spiele, ihre leitende Tätigkeit aufzugeben. Sie meint, sie könne die Aussicht auf eine 50-Stunden-Woche nicht ertragen. Alle würden Forderungen an sie stellen, aber keiner verstünde ihr Problem, und morgen wäre auch noch das Beurteilungsgespräch über ihre Leistungen in den letzten drei Monaten. Sie fragt ihre Freundin: Was soll ich tun?

☞ **Fragen zur Fallstudie 4**

1. Warum verbringt Schwester Sylvia so viel Zeit mit der Zuteilung von Arbeit und der Überprüfung der Resultate – wo sie doch ihre Mitarbeiter als kompetent und erfahren beschrieben hatte?
2. Wie könnte sie Unterbrechungen verhindern, wenn ihre Besucher Mitarbeiter / Stationsleiter sind?
3. Sollte Sylvia erwägen, eine störungsfreie Zeit einzuführen, während der sie keine Anrufe entgegennimmt bzw. Besucher empfängt? Wenn ja, wann könnte die beste Tageszeit dafür sein?
4. Sylvia ist der Ansicht, daß sie die gesamte Arbeit am besten selber macht. Wenn sie jedoch etwas delegiert, überprüft sie sämtliche Resultate. Gibt es eine effizientere Methode?
5. Auf welche andere Art und Weise könnte Sylvia ihre Zeitverwendung besser in den Griff bekommen?

Selbsteinschätzungsbogen für Beurteilungs-gespräche

	Gar nicht	Gering-fügig	Weiß nicht	Ein wenig	Ja sehr
Habe ich den Willen des Mitarbeiters geweckt, mit mir zusammen-zuarbeiten?					
Habe ich Widerstand erzeugt?					
Habe ich dem Mitarbeiter genü-gend Zeit gegeben, seine persön-liche Einschätzung auszudrücken?					
Habe ich ihn sicherer gemacht?					
Versteht er genau, was ich von ihm erwarte?					
Habe ich mit ihm Maßnahmen besprochen, die er realisieren kann?					
Habe ich ihm etwas versprochen, von dem ich nicht sicher bin, ob ich es auch einhalten kann (z. B. Ge-haltserhöhung)?					
Habe ich offen über Kontrollen mit ihm gesprochen?					
Habe ich einen zeitlichen Rahmen festgelegt (Ziele der Verände-rung)?					
Habe ich bei dem Mitarbeiter Zu-versicht in seine Fähigkeiten ge-weckt?					
Kann der Mitarbeiter in Zukunft besser über seine „Fehler" reden?					
Bin ich mit dem Gesprächsverlauf zufrieden?					

Was hätte ich in diesem Gespräch besser machen können?

Bitte schätzen Sie Ihr Verhalten nach einem Beurtei-lungsgespräch ein. Sie erhalten so eine Übersicht, mit wel-chen Mitarbeitern es Ihnen schwerer fällt zu reden und wo Sie für sich notwendige Verhaltenskorrekturen durchfüh-ren können.

☞ **Mögliche Antworten auf die Fragen zur Fallstudie 3 (S. 28)**

1. Was hätte die IBF und die Pflegedienstleitung berücksichtigen müssen?

– Führungskräfte, die nicht an der Entwicklung eines Beurteilungs- und Förderkonzeptes beteiligt gewesen sind, wehren sich sehr häufig hiergegen, weil sie diese Dinge als wenig hilfreich betrachten. Da insbesondere für die Führungskräfte dieses Instrumentarium gedacht ist, sollte *vor dem Einsatz auf den Stationen* auf jeden Fall eine Schulung erfolgen.

– Führungskräfte, die *nicht geschult* worden sind und die auch den Sinn einer solchen Maßnahme nicht einsehen, sollten im Sinne von Zielvereinbarungen verpflichtet werden, sich mit *neuen Instrumenten* zur Personalführung zu beschäftigen. Dies könnte durch Fortbildungsmaßnahmen geschehen oder auch durch Hospitation auf anderen Stationen, wo ein solches Instrument als Pilotanwendung schon eingeführt worden ist.

– Erst wenn die Führungskräfte Sinn und Ziel des Beratungs- und Fördergesprächs einsehen und unterstützen, sollte es auf den Stationen eingeführt werden.

2. Was hätte Schwester Gisela im Vorfeld besser machen können?

– Die Mitarbeiter über Sinn und Zweck von Beurteilungsgesprächen informieren,

– Beispiele im Sinne von Fördermaßnahmen geben anhand des Beurteilungsbogens,

– den Mitarbeitern Zeit geben, sich auf ein solches Gespräch vorzubereiten,

– die Wahl der Reihenfolge für die Gespräche mit den Mitarbeitern absprechen,

– Mitarbeiter, die für die Gruppe wichtig sind (informelle Führer), einbeziehen und mit ihnen erste Beurteilungsgespräche führen.

3. Welche Ängste werden durch diese Mitteilung bei den Mitarbeitern ausgelöst?

– Da die Mitarbeiter weder den Inhalt noch die Zielsetzung eines solchen Gespräches kennen, werden mehr Ängste als nötig geweckt. Je nach Persönlichkeitsprofil konzentrieren sich manche Mitarbeiter dann auf ihre Schwächen und reagieren mit Abwehr, andere sprechen permanent davon, wie gut sie doch alles auf der Station regeln, und haben ein gesteigertes Bedürfnis nach Anerkennung.

4. Wie sollte man die Mitarbeiter auf etwas Neues vorbereiten?
   – Über Neuerungen informieren,
   – Diskussionen über Vor- und Nachteile initiieren,
   – Modifikationen überlegen,
   – Erfahrungen mit dem neuen Instrument sammeln und gegebenenfalls an die eigene Situation auf der Station anpassen.
5. Welche Möglichkeiten der Einflußnahme sollte man den Mitarbeitern geben, damit das Gespräch nicht zum Verurteilungsgespräch wird?
   – Leistungsbewertung durch den Mitarbeiter fordern,
   – Unterschiede hierbei anhand von Beispielen deutlich erklären,
   – Stärken *und* Schwächen zurückmelden,
   – Möglichkeiten zur Weiterentwicklung überlegen,
   – dem Mitarbeiter Gelegenheit geben, zu unterschiedlichen Einschätzungen Stellung zu nehmen.

☞ **Mögliche Antworten auf die Fragen zur Fallstudie 4 (S. 39)**

1. Warum verbringt Schwester Sylvia soviel Zeit mit der Zuteilung von Arbeit und der Überprüfung der Resultate? Wo sie doch ihre Mitarbeiter als kompetent und erfahren beschrieben hatte?
   – Schwester Sylvia traut ihren Mitarbeitern weniger zu als sich selber und kontrolliert daher lieber alles.
   – Sie kann schlecht delegieren, weil sie dann wahrscheinlich Angst hat, den Überblick zu verlieren.
   – Sie trägt sehr schwer an der Verantwortung für die Qualität der Leistungen ihrer Mitarbeiter.
2. Wie könnte sie Unterbrechungen verhindern, wenn ihre Besucher Mitarbeiter/Stationsleiter sind?
   – Feste Zeiten für Mitarbeiter und Besucher einplanen.
   – Besucher mit ihren Fragen auf die Mitarbeiter verweisen.
3. Sollte Sylvia erwägen, eine störungsfreie Zeit einzuführen, während der sie keine Anrufe entgegennimmt, bzw. Besucher empfängt? Wenn ja, wann könnte die beste Tageszeit dafür sein?
   – Für komplizierte Ausarbeitungen sollte sie sich dann, wenn sie ihr Leistungshoch hat, Zeiten reservieren.
4. Sylvia ist der Ansicht, daß sie die gesamte Arbeit am besten selber macht. Wenn sie jedoch etwas delegiert, überprüft sie sämtliche Resultate. Gibt es eine effizien-

tere Methode?

– Delegierte Aufgaben könnten stichprobenartig kontrolliert werden.

– Selbstkontrollmechanismen könnten mit den Mitarbeitern vereinbart werden (gegenseitige Kontrolle im Team).

5. Auf welche andere Art und Weise könnte Sylvia ihre Zeiteinteilung besser in den Griff bekommen?

– Sie sollte eine Störanalyse durchführen und ihren Tag nach wichtigen Prioritäten genauer planen.

Motivationsgespräch

Aufbau eines Motivationsgespräches

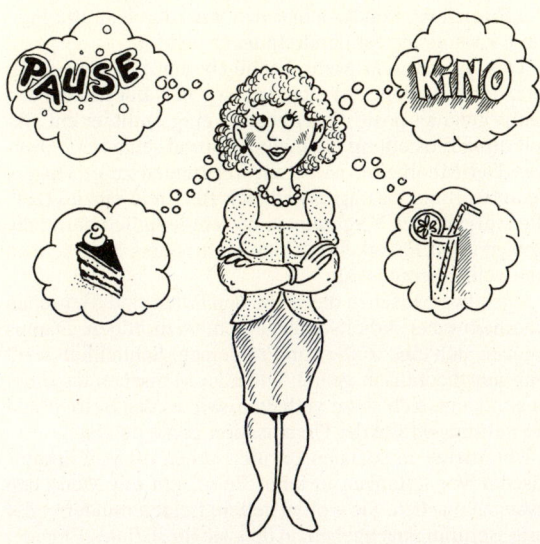

Während bei den meisten Gesprächen die Motivation der **Ziele**
Mitarbeiter zur Lösung anstehender Probleme mehr oder
weniger vorausgesetzt wird, ist sie im Motivationsgespräch einziger Zweck. Ein Motivationsgespräch kann
bei Gesprächen unterschiedlicher Zielsetzung vor- oder
in diese eingeschaltet werden. Mitarbeiter können z. B.
motiviert werden, an stattfindenden Problemlösungsgesprächen aktiv mitzuwirken. Ziel des Motivationsgespräches ist es, Menschen dazu zu bewegen, sich im Sinne von
Unternehmenszielen zu engagieren (Schubert 1978, Keck
u. Pröschild 1994, Fürst 1970, Becker 1991, Rischar 1991,
Saul 1993, Hentze 1989).

Probleme

Die Bereitschaft und Fähigkeit des Vorgesetzten zur Motivation wird bestimmt vom Menschenbild, das er von seinen Mitarbeitern hat. Dabei lassen sich zwei Einstellungen unterscheiden: das eher pessimistische und das optimistische Menschenbild. Ein *pessimistisch* geprägtes Menschenbild geht davon aus, daß Mitarbeiter eine angeborene Abneigung gegen Arbeit haben. Aus diesem Grunde muß die *Arbeitsunlust* der Mitarbeiter gelenkt werden. Die Erreichung von Arbeitszielen wird durch straffe Führung, Zwang und Strafandrohung erreicht.

Das *optimistische* Menschenbild beruht auf dem Grundsatz, der Mitarbeiter ist nicht schon von Natur aus der Arbeit gegenüber positiv oder negativ eingestellt, er entwickelt diese Einstellung vielmehr aufgrund seiner *Erfahrungen*. Der Mitarbeiter ist bereit, Leistungen zu erbringen, Verantwortung zu tragen und sich für Ziele einzusetzen. Die Aufgabe des Vorgesetzten besteht lediglich darin, die Anlagen und Fähigkeiten eines Mitarbeiters zu erkennen und weiterzuentwickeln.

Irgendwo zwischen diesen beiden Polen sind Menschen innerhalb einer Arbeitsorganisation einzuordnen. Daraus ergeben sich eine Reihe von Problemen. Schließlich weiß man nur theoretisch genau, wie man Menschen dazu bewegen kann, sich so zu verhalten, wie es der Betrieb und die Führungskräfte der Organisation gerne möchte.

Gründe

Mitarbeiter in sozialen Berufen gehen oft voll optimistischer Vorstellungen in ihren Beruf, um mit Menschen etwas zu machen. Sie wollen helfen, Leiden mindern oder ihrer Berufung nachgehen, in dem sie ihr soziales Engagement als Arbeit am Nächsten verstehen (Taubert 1992).

Gerade diese idealistisch eingestellten Mitarbeiter erreichen sehr schnell ihre Grenzen, da alles nicht so ist, wie sie sich das vorstellen. Das Mitfühlen mit Patienten oder Bewohnern eines Heims führt zur Hilflosigkeit, da in unserer Gesellschaft doch schließlich Leid- und Schmerzfreiheit angestrebt werden. Die Auseinandersetzung mit der eigenen Machtlosigkeit, mit Schmerzen, Leid und Tod umzugehen, führt zu einer stetigen Auseinandersetzung mit den eigenen moralischen Ansprüchen und denen der anderen.

Im Motivationsgespräch werden häufig diese Aspekte zum zentralen Thema eines Gespräches, denn wer mitfühlt und mitdenkt braucht Vorgesetzte, die nicht abgestumpft sind gegen das Leid anderer. Das Sichabfinden mit der Situation zeigt dann eher eine Apathie, die leidensunfähige Teilnahmslosigkeit widerspiegelt.

Daher ist das Motiviationsgespräch eines der wichtigsten Instrumente von Führungskräften in sozialen Organisationen, um das Ausbrennen von Mitarbeitern zu verhindern (Kirchner 1983, 1992). Durch eine Reflexion der Ursachen von Demotivation können Mitarbeiter wieder bewegt werden, sich mit ihrem Tun auseinanderzusetzen. Moderne Formen des Sichabfindens mit der Situation oder aus dem sozialen Beruf aussteigen sind Formen einer leidensunfähigen Teilnahmslosigkeit. Aggressiven Ausdruck dieses Sich-nicht-auseinandersetzen-können findet man gehäuft in sozialen Berufen. Wir nennen es heute Mobbing, weil auch diese Form der stellvertretenden Frustration im Team Ausdruck dieser Unfähigkeit der Auseinandersetzung ist.

☞ Fallstudie 5: Schwester Elke möchte kündigen

Schwester Elke arbeitet seit fünf Jahren auf der onkologischen Abteilung eines städtischen Krankenhauses. Sie ist nach ihrer Ausbildung als Krankenschwester voller Enthusiasmus auf die onkologische Station gegangen. Die Kollegen im Team sind sehr nett, sie kommt mit den meisten Kollegen persönlich und fachlich gut zurecht.

Seit Jahren finden auf dieser Station auch Teamgespräche statt, die von einem erfahrenen Supervisor geleitet werden. Fallbesprechungen wechseln mit Gesprächen über das Team und seine Zusammenarbeit. Doch seit einiger Zeit merkt Schwester Elke, daß sie nicht mehr so richtig bei der Sache ist. Kürzlich hat sie doch glatt beim Tablettenstellen einen Fehler gemacht, der jedoch dem Patienten sofort aufgefallen ist. Nicht auszudenken, wenn dies ein weniger aufmerksamer Patient gewesen wäre!

Ihre Arbeit auf der Station mit den Patienten ist auch nicht mehr so wie früher. Anfangs ist sie noch voller Hoffnung auf Genesung mit den Patienten ins Gespräch gekommen. Doch jetzt? In den letzten Jahren hat sie häufig erfahren müssen, daß gerade bei bestimmten Tumoren die Heilungschancen nicht so sind wie erhofft. Kürzlich ist wieder ein junger Mann, 31 Jahre alt und Vater von zwei kleinen Kindern, mit einem Gehirntumor eingeliefert worden. Nach der Operation lag der Patient 10 Tage im Koma. Seine Frau und die Kinder sind jeden Tag auf der Station gewesen - und immer wieder die bange Frage der Ehefrau an die Schwestern: Wie wird es werden?, Was wird aus den Kindern?, Wie soll ich das alles packen? In diesem Fall kam der Eingriff einfach zu spät. Der Patient starb nach einer kurzen Leidensphase über neun Monate lang. Schwester Elke fragt sich zunehmend: Ist das, was wir hier machen, überhaupt sinnvoll? Eine Patientin ist nach einem Eingriff so schwer behindert, daß die Familie nun einen Schwerstpflegefall zu Hause zu betreuen hat. Die Beispiele sind beliebig. Schwester Elke kann diese Belastung nicht mehr ertragen. Sie überlegt, ob sie nicht einen anderen Beruf erlernen soll.

Mit dem festen Gedanken, ihr Leben zu verändern, geht sie erst zur Stationsleitung und danach zur Pflegedienstleitung und trägt ihren Wunsch nach Kündigung vor.

☞ **Fragen zur Fallstudie 5**

1. Suchen Sie Gründe, die die Demotivation verursachen.
2. Welcher Motivationstyp könnte hier vorliegen?
3. Worüber würden Sie als Vorgesetzte mit Schwester Elke sprechen?
4. Welche Zielsetzung hätten Sie als Vorgesetzte im Gespräch mit Schwester Elke?
5. Welche Alternativen könnten Sie mit Schwester Elke besprechen?

Wie bereite ich ein Motivationsgespräch vor?

Zur Vorbereitung eines Motivationsgespräches sollte man sich zu folgener Checkliste einige Gedanken machen, weil dann das Gespräch – gut vorbereitet – auch effektiv durchgeführt werden kann.

Welche Motivationsgründe will ich im Motivationsgespräch behandeln?	– Krankheit – Veränderungen innerhalb des Arbeitsbereiches – Umgang mit Kollegen – Mangel an Leistungsmöglichkeiten – neue Aufgaben – Aufstiegsmöglichkeiten (Erfolg, Status, Geld) – Modellverhalten (positive/negative Verstärkung) – Sinnvermittlung
Was für ein Motivationstyp ist der Mitarbeiter?	– Selbstverwirklichung in der Arbeit? – Sinnerfüllung durch Arbeit? – Bedürfnisbefriedigung durch Arbeit? – Freizeitorientierung und Arbeit als Muß? – Arbeit als notwendiges Mittel zum Überleben? – Arbeit als lästige Zeitverschwendung?
Welche Motivationsziele verfolgen Sie als Vorgesetzter mit dem Motivationsgespräch?	– Leistungsbereitschaft fördern – Fehler abbauen – für eine Idee motivieren – negative Verhaltensmuster abbauen – Arbeitsablauf reibungslos gestalten – Klima verbessern
Wie können Sie Ihre Motivationsziele mit den Motivationszielen der Mitarbeiter am besten in Einklang bringen?	– eigene Zielsetzung formulieren – Widerstände der Mitarbeiter überlegen – Veränderungen für Mitarbeiter klären – Sichtweise des Mitarbeiters hören – Vor- und Nachteile besprechen – Mitarbeiter beteiligen (Belohnung je nach Typ in Aussicht stellen)
Welche konkreten Belohnungen können Sie dem Mitarbeiter anbieten?- materielle Belohnung (Geld)	– immaterielle Belohnung (Anerkennung der Leitung) – Aufstiegschancen – interessantere Arbeit – Fortbildungsmöglichkeiten – Projektarbeit (Fähigkeitserweiterung / Macht) – persönliche Wertschätzung (Einladung zu …)
Welchen Zeitrahmen haben Sie für die Erreichung der Motivationsziele gesetzt?	– eigene Zeitzielvorstellungen – kann der Mitarbeiter diese Zeitziele realistisch einhalten?
Wie wollen Sie die Erreichung der Motivationsziele prüfen?	– über Maßnahmen und Möglichkeiten der Kontrolle sprechen – offen auf eine Realisierung der getroffenen Vereinbarung hinweisen (Konsequenzen?) – evtl. Konsequenzen bei Nichteinhaltung besprechen

Wie führe ich ein Motivationsgespräch durch?

Arbeitsklima

Das *Arbeitsklima* wird wesentlich von den Motiven der Mitarbeiter beeinflußt, die diese hinsichtlich der Arbeitsziele und in der zwischenmenschlichen Zusammenarbeit bewegen. Das Leistungsverhalten von Menschen läßt sich immer weniger mit einer traditionellen Außensteuerung (d. h. mit „unter Druck setzen" oder mit „Belohnung") verändern. Die Bereitschaft, sich mit neuen Dingen auseinanderzusetzen, muß vielmehr von *innen* kommen, d. h. wenn ich jemanden veranlassen will etwas anderes zu tun, muß ich an seine Motive anknüpfen (Maslow 1954, Pfützner 1989).

Bedürfnisse nach Maslow

Für die Praxis bedeutet das, daß ein müder, hungriger oder kranker Mitarbeiter als Gesprächspartner schlechte Voraussetzungen für ein Motivationsgespräch mitbringt. Die von Maslow (1954) entwickelte Motivationstheorie geht davon aus, daß menschliche Bedürfnisse in fünf Stufen gegliedert werden können, die man wie auf einer Treppe herauf- und herabgehen kann. Dabei kann jedoch keine Stufe dieser Treppe übersprungen werden.

1. Grundbedürfnisse
2. Sicherheit und Geborgenheit
3. Soziale Zugehörigkeit
4. Ich-Bedürfnisse
5. Selbstverwirklichung

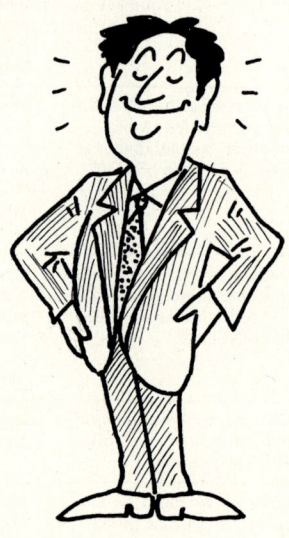

Die drei ersten Stufen beschreiben Bedürfnisse, deren Nichtbefriedigung immer ein Defizit herbeiführt. Jemand, der lebensbedrohlich krank geworden ist, möchte in erster Linie wieder gesund werden, und erst dann ist es für ihn von Bedeutung, ob sein Arbeitsplatz (Stufe zwei) als gesichert gilt oder nicht. Die Stufen vier und fünf werden als Überflußmotive bezeichnet, deren Befriedigung wünschenswert, aber nicht lebensnotwendig ist. Sie werden nur dann realisiert, wenn die Grundbedürfnisse befriedigt worden sind.

Die fünf Bedürfnisstufen lösen unterschiedliche Erlebnis- und Verhaltensweisen aus. Will man im Motivationsgespräch an diese Bedürfnisse anknüpfen, ergeben sich folgende Möglichkeiten, im Gespräch Beobachtungen, Meinungen oder Verhaltensweisen auf ihre Richtigkeit hin zu überprüfen (Kayser 1980):

Ein Mitarbeiter mit einer lebensbedrohlichen Krankheit rückt seine Empfindungen, die hiermit zusammenhängen,

Grundbedürfnisse

Stufen	Motivations-art	wird erlebt	gezeigtes Verhalten
5	Selbst-verwirklichung	abwechslungs-reiche Aufgaben	Erfolgszuversicht und Zufriedenheit
4	Ich-Bedürfnisse: Status, Macht, Anerkennung	Mangel an Möglichkeiten erzeugt: innere Unruhe, Wille nach Veränderung	Negativäußerungen über Aufstiegsmöglichkeiten: Unzufriedenheit, Suche nach Veränderung
3	soziale Bedingungen: Zugehörigkeit zu einer Gruppe	soziale Isolierung, Ausgrenzung erzeugt Depression, Angst vor anderen, Angst vor Bewertungen	sich zurückziehen, massive Suche nach Ausweichmöglichkeiten, Flucht in Krankheit, innere Kündigung
2	Sicherheit und Geborgenheit	Arbeitsplatzverlust oder Neustrukturierung innerhalb einer Station erzeugen Unsicherheiten, Mangel an Selbstvertrauen, Selbstwertgefühl ist betroffen	Angst- und Furchtreaktionen, Desorientierung, verstärkte Suche nach Sicherheit und Orientierung durch Arbeitsplatz- oder Einstellungswechsel usw.
1	Grundbedürfnisse wie Atmung, Bewegung, Hunger	Krankheit schränkt diese Bedürfnisse ein, z.B. Atemnot erzeugt Todesangst, völlige Zentrierung der Wahrnehmung auf Überlebensfunktionen	Beschäftigung mit der Krankheit, dem Tod usw. läßt alle anderen Bedürfnisse unwichtig erscheinen, hohe Selbstaufmerksamkeit und keine Sensitivität für andere

in den Vordergrund. Private Dinge können für ihn nun solche Bedeutung bekommen, daß Tätigkeiten, die mit dem Arbeitsleben zusammenhängen, unwichtig werden.

Sicherheitsbedürfnisse

Durch die Neustrukturierung der Aufgaben innerhalb eines Arbeitsbereiches (Stufe 2) werden plötzlich Fähigkeiten bedeutsam, die der Mitarbeiter noch nie anwenden konnte. Neue Dinge rufen zunächst Angst und Unsicherheit hervor und fördern eine verstärkte Suche nach Hilfe und Orientierung. Ist diese Suche abgeschlossen und fühlt sich der Mitarbeiter der Situation gewachsen, kann er die dritte Stufe betreten, die als Suche nach Zugehörigkeit zu einer Gruppe bezeichnet werden kann.

Soziale Bedürfnisse

Im Umgang mit anderen Menschen kann man erkennen, wann dieses Bedürfnis zufriedenstellend gestillt ist. Wenn sich zum Beispiel jemand darüber äußert, daß seine Familie, seine Freunde oder seine Arbeit ihn mit Stolz erfüllen, dann ist die Zugehörigkeit zu einer Gruppe gegeben. Dies führt zu Gefühlen wie „ich bin okay, die anderen sind okay" und stützt damit das Selbstwertgefühl, das die Grundlage für eine zufriedenstellende Leistung bildet. Personen, die sich selbst vertrauen, also ihren Fähigkeiten und Fertigkeiten, sind auch im beruflichen Alltag streßstabil und leistungsfähig. Umgekehrt führt ein Angriff auf das Selbstwertgefühl des Mitarbeiters zur Produktion von Abwehrmechanismen, die unnötig viel Energie beanspruchen. Die Aufmerksamkeit ist dann nicht auf die Aufgabe bezogen, sondern auf die Rechtfertigung des eigenen Verhaltens.

Ich-Bedürfnisse

In der vierten Stufe werden Ich-Bedürfnisse angesprochen, die dazu beitragen, das Selbstwertgefühl zu festigen. Wenn beispielsweise ein Mitarbeiter neue Aufgaben übertragen bekommt, die seinen Kompetenzbereich erweitern, ist damit auch mehr Anerkennung und Wertschätzung der Person verbunden. Die Bewältigung der neuen Aufgaben ist mit einem neuen Selbstwertgefühl verbunden, das sich motivationsfördernd auswirken kann.

Jeder Mitarbeiter, der von anderen Personen vermittelt bekommt, daß er anerkannt und akzeptiert ist, fühlt sich okay. Fehlen diese Umweltreaktionen, so entsteht die Suche nach Anerkennung auf anderen Feldern. Zum Beispiel ein Mitarbeiter, dessen Bedürfnisse nach Anerkennung nicht im Betrieb befriedigt werden, interessiert sich plötzlich intensiv für Fußball, Gartenbau oder sonstige Hobbys. Wissen und Leistung können nun in einem anderen Betätigungsfeld unter Beweis gestellt werden und führen so zu einer Befriedigung des Ich-Bedürfnisses (Stufen vier und fünf).

Das Bedürfnis nach Selbstentfaltung und Selbstverwirklichung ist in der fünften Stufe enthalten. Hiermit ist das Bedürfnis des Menschen nach Sinngebung, Ordnung und Freiheit gemeint. Jede Einschränkung der Selbstentfaltungsmöglichkeiten führt zu einer erneuten Suche nach Betätigungsfeldern. Mitarbeiter, die bereit sind, Leistungen zu vollbringen, Begabungen zu entwickeln, Verantwortung zu übernehmen und sich für gesteckte Ziele einzusetzen, sind aktive, selbständig arbeitende und verantwortungsbewußte Mitarbeiter.

Selbstverwirklichung

Jedes Verhalten wird durch Motive gesteuert, die bewußt und unbewußt wirksam sein können. Verhaltensweisen zielen in erster Linie darauf ab, Bedürfnisse zu befriedigen. Daher ist es für eine effektive Kommunikation notwendig, die Motive, nach denen Personen handeln, zu verstehen. Ein Motivationsgespräch sollte daher die unbewußten Motive nutzen, um unbefriedigende Verhaltensweisen zu verändern und durch neue Verhaltensweisen zu ersetzen. Im Motivationsgespräch geht es meist darum, daß ein bestimmtes Verhalten als erwünscht angesehen wird und dieses Verhalten auf eine spezifische Situation übertragen werden soll.

Motivationsgründe

Ein zentrales Motiv im Arbeitsprozeß ist das Leistungsmotiv. Eine andere Motivationstheorie stellt die gute Leistung, die als Erfolgserlebnis (Erfolgs-Wahrscheinlichkeits-Überlegungen nach Vroom) erfahren wird, in den Vordergrund seiner Betrachtungen.

Leistungsmotivations

Dies ist beispielsweise der Fall, wenn Weiterentwicklungsmöglichkeiten geschaffen werden, die eine Selbstbestätigung ermöglichen (zugrundeliegende Motive wie z. B. Anerkennung der Leistung oder Wertschätzung der Person). Einerseits können durch Formen der kommunikativen Beteiligung Erfolgserlebnisse produziert werden, die durch die Beteiligung der Betroffenen möglich werden (Mitwissen, Mitdenken und Mitentscheiden). Veränderungen werden eher akzeptiert, wenn man an ihnen mitwirken kann. Durch Mitwissen (Vor- und Nachteile bestimmter Problemlösungen) werden angemessene Lösungen angestrebt, die auf eine breite Zustimmung stoßen. Die Entscheidung für eine Maßnahme eröffnet so auch Raum, die eigene Leistungsfähigkeit unter Beweis zu stellen. Leistung wird dann als Erfolgserlebnis bewußt wahrgenommen, wenn eine Selbstbestätigung erfolgt, die die zugrunde liegenden Motive berücksichtigt.

positive Einstellung   Zielsetzung

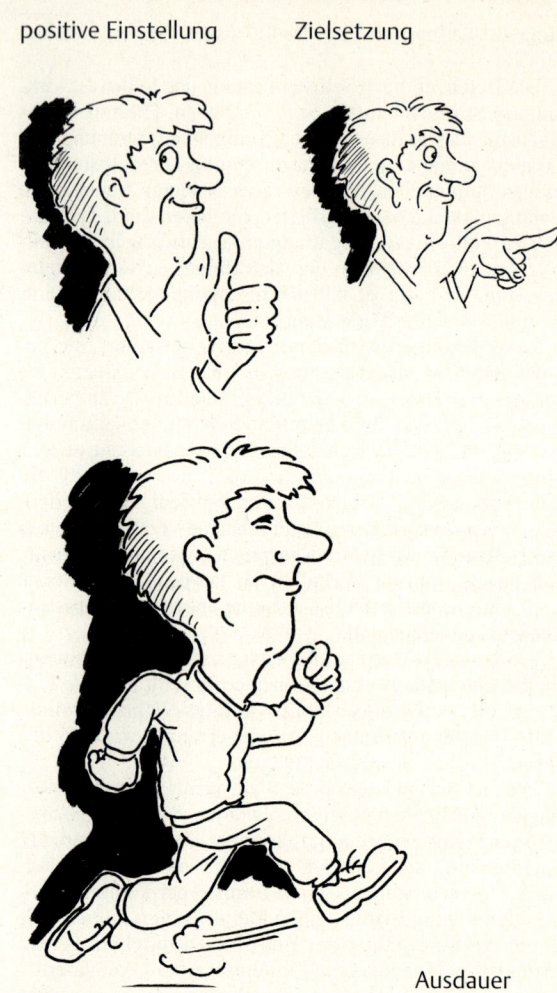

Ausdauer

**Verstärkungs-
lernen**

    Die Motivationstheorie nach Skinner geht davon aus, daß bestimmte Handlungen belohnt, andere bestraft werden. Diese Reiz-Reaktions-Muster können sowohl erwünschtes als auch unerwünschtes Verhalten verstärken. Dieser Mechanismus läuft eher unbewußt ab. So kann in einer Arbeitsgruppe eine Person, die sehr viele Fehler macht, durch den Vorgesetzten eine erhöhte Aufmerksamkeit erfahren. Die Beschäftigung mit der Problemperson braucht viel Zeit und Aufmerksamkeit. Durch die negative Aufmerksamkeit verwendet der Vorgesetzte auf einmal sehr viel Zeit auf die Veränderung eines unerwünschten Verhaltens. Dies führt jedoch oft nicht zum Ziel, da gerade diese Aufmerksamkeit, die der Vorgesetzte seinem Mitarbeiter gegenüber erbringt, als unbewußtes Motiv beim Mitarbeiter befriedigt wird (z. B. im Mittelpunkt stehen, wenn nicht positiv, dann eben negativ).

Die Nichtbeachtung negativer Verhaltensweisen und die positive Verstärkung erwünschter Verhaltensweisen ist eine Form der Motivation, die jedoch eher durch *Außensteuerung* herbeigeführt werden kann. Statt in einer Arbeitssitzung die Killerphrasen eines Mitarbeiters zu beachten, wäre es oft viel hilfreicher, diese hinzunehmen, nicht weiter zu beachten und zu positiven Lösungsmöglichkeiten überzugehen. Oft wird jedoch genau der umgekehrte Weg gewählt.

Die Handlungstheorie nach Hacker stellt das sinnvolle Handeln des Menschen in den Vordergrund. Menschen, die genau wissen, warum sie bestimmte Handlungen ausführen müssen, sind eher motiviert, auch unangenehme Tätigkeiten auszuführen. Immer dann, wenn Personen den Gesamtzusammenhang ihrer Tätigkeit nicht mehr sehen (z. B. Zurechnung ihrer Tätigkeit nach Kostenarten und Kostenstellen mit Hilfe von Standards in der Dokumentation), dann häufen sich Fehler, weil das Verständnis fehlt, wozu diese Standards notwendig sind. In allen größeren Organisationen geht so der Gesamtzusammenhang verloren, und die isolierten Tätigkeiten werden dann als Pflichtübung angesehen. Die Motivation, bestimmte Handlungen auszuführen, sinkt, und die Fehleranfälligkeit steigt im gleichen Zusammenhang.

Sinnvermittlung

Um ein Motivationsgespräch zu führen, muß der Vorgesetzte sich zunächst einmal mit den Motivationsgründen seiner Mitarbeiter auseinandersetzen. Je nach Motivationsgrund können dann bestimmte Motivationsziele für das Gespräch abgeleitet werden. In der folgenden Tabelle sind noch einmal die wichtigsten Aspekte für die Motivation von Mitarbeitern zusammengefaßt dargestellt.

Zusammenfassung

Motivationsgründe	Beispiel	Motivationsziele
Verschiedene Bedürfnisse befriedigen: (Bedürfnishierarchie nach Maslow 1954)	Bedürfnis nach Zugehörigkeit, Leistung, Achtung oder Selbstverwirklichung muß befriedigt werden	Orientierung an den vorherrschenden Bedürfnissen der Mitarbeiter, z. B. Machtstreben, wird durch Aufstieg in der Hierarchie belohnt
Erfolgs-Wahrscheinlichkeits-Überlegungen anstellen (Vroom 1964)	Der Mitarbeiter muß einen Nutzen aus bestimmten Handlungen ziehen können	Bestimmte Erfolgswahrscheinlichkeiten werden dem Mitarbeiter in Aussicht gestellt z. B. Aufstieg, Verdienst usw.
Verstärkungslernen anwenden (Skinner 1938)	Bestimmte Handlungen werden belohnt, andere bestraft. Die Erfahrung mit Reiz-Reaktions-Mustern bestimmt die Handlungen	Ein erwünschtes Zielverhalten wird positiv verstärkt, unerwünschtes Verhalten wird durch Entzug positiver Erfahrungen bestraft
Handlungsziel: Sinnvermittlung anstreben (Hacker 1978)	Menschen handeln, weil sie sinnvolle Ziele im Auge haben, z. B. Trauerarbeit anbieten, um anderen Menschen zu helfen, mit einer kritischen Lebenssituation besser fertig zu werden	Sinnvolle Ziele aufzeigen, für die es sich lohnt sich einzusetzen Angehörigengespräche führen können (Selbsterfahrung)

Ursachen mangelnder Motivation

Diese vier Motivationstheorien zeigen die Komplexität menschlichen Handelns auf. Wenn Sie als Vorgesetzter nun Ihre Mitarbeiter motivieren wollen, müssen Sie erst einmal die Ursachen für deren mangelnde Motivation herausfinden. Aus einer Umfrage in Produktionsbetrieben über Wünsche der Mitarbeiter aus der Sicht von Führungskräften und aus der Sicht der Mitarbeiter sind folgende Unterschiede ermittelt worden:

Das halten Mitarbeiter für wichtig für ihre Tätigkeit		und das glauben Führungs-räfte, sei ihren Mitarbeitern wichtig
Anerkennung für gut gelei-stete Arbeit	1	Gutes Einkommen
Genaue Kenntnis des Pro-duktes und der Firmenziel-setzung	2	Gesicherter Arbeitsplatz
Eingehen auf private Sorgen	3	Wohlergehen der Firma
Gesicherter Arbeitsplatz	4	Gute Arbeitsbedingungen
Gutes Einkommen	5	Interessante Arbeit
Interessante Arbeit	6	Loyalität zwischen Arbeit-nehmer und Arbeitgeber
Wohlergehen der Firma	7	Höflichkeit der Führungs-kräfte
Loyalität zwischen Arbeit-nehmer und Arbeitgeber	8	Anerkennung für gut gelei-stete Arbeit
Gute Arbeitsbedingungen	9	Eingehen auf private Sorgen
Höflichkeit der Führungs-kräfte	10	Genaue Kenntnisse des Produktes und der Firmen-zielsetzung

Der Vorgesetzte wird die Motive des Mitarbeiters nur herausfinden, wenn er den Mitarbeiter über längere Zeit beobachtet und seine Beobachtungen auf Richtigkeit prüft.

Je nach Zielsetzung des Motivationsgespräches sollten am Beginn positive Sachverhalte stehen, um so eine ange-nehme Gesprächsatmosphäre zu schaffen.

Die eigene Zielsetzung, z. B. eine Idee erläutern oder Umstrukturierungen innerhalb des Krankenhauses / Heims erklären, sollten den Auftakt des Gespräches bilden. Der Mitarbeiter weiß so, was der Vorgesetzte sich überlegt hat und welche Zielrichtung das Gespräch nehmen soll. Hat der Mitarbeiter ein Motivationsproblem, so sollte der Vor-gesetzte zunächst aktiv zuhören, den Mitarbeiter ermuti-gen, sein Problem mit der jetzigen Tätigkeit zu erläutern.

Bei geplanten Veränderungen innerhalb des Arbeitsbe-reiches sollte der Mitarbeiter nun aufgefordert werden, sei-ne eigenen Vorstellungen zu diesem Aspekt zu erläutern. Hier können schon Schattenmotive deutlich werden, ob der Mitarbeiter sich durch die Veränderungen eher in seinem

Einstiegsphase

Verlaufsphase

Selbstwertgefühl bedroht fühlt oder ob er durch die Veränderung eine positive Selbstbestätigung empfindet.

Der Vorgesetzte sollte seine Vermutungen (Motivationsgründe des Mitarbeiters) äußern und auf Richtigkeit hin prüfen. Nur wenn der Vorgesetzte weiß, daß der Mitarbeiter sich beispielsweise nicht durch die *neue* Tätigkeit überfordert fühlt, kann er Belohnungssysteme usw. einsetzen. Andernfalls wird der Mitarbeiter Vermeidungsstrategien entwickeln, die für die Leistungsbereitschaft wenig förderlich sind.

Gesprächsaspekte

Häufig sind Veränderungen im Arbeitsablauf für den Mitarbeiter belastend. Daher sollte ein Motivationsgespräch immer dann geführt werden, wenn es um Neuerungen, z. B. Einführung der Bereichspflege, Standardisierung, Dokumentation usw. geht. Im Vierfelderschema sind die wichtigsten Aspekte, die den Verlauf des Gespräches positiv beeinflussen können, zusammengestellt: (S. 59)

So kann ein Mitarbeiter, der seine Arbeitsmotivation dadurch erhält, daß er in seiner Freizeit im Vorstand des Schlittschuhvereins ist, wahrscheinlich eher dazu bewegt werden, Führungsverantwortung auf die betrieblichen Belange zu übertragen als ein Mitarbeiter, dessen Arbeitsmotivation nur dadurch gegeben ist, daß er Geld verdienen muß, sich aber seine Interessen auf ganz anderen Gebieten befinden, beispielsweise Kleingarten in XY.

Je nach Mitarbeitertyp ist es zu überlegen, welche Belohnungsformen adäquat erscheinen. Einen Mitarbeiter, der seine Interessen in völlig anderen Bereichen auslebt, werden Sie nur bedingt für veränderte oder neue Arbeitsprozesse (z. B. Arbeitszeitmodell verändern) motivieren können. Hier sind die Fragen für den Vorgesetzten relevant: Wo setze ich Prioritäten, welchen Mitarbeiter kann ich fördern, wo sind die Grenzen der Mitarbeitermotivation erreicht?

Abschlußphase   Das Gesprächsergebnis sollte nun noch einmal zusammengefaßt wiedergegeben werden, damit sowohl der Vorgesetzte als auch der Mitarbeiter die wesentlichen Aspekte in gleicher Weise beurteilen können. Unterschiede in der Zielsetzung sollten ebenso deutlich formuliert werden. Der Gesprächsabschluß sollte konkrete Zeit- und Kontrollhinweise enthalten. Die Förderung von Leistungsbereitschaft hängt auch von der positiven Verstärkung des erwünschten

Ziel bekannt machen	Erklären
– Veränderungen, die plötzlich unvorbereitet eintreten ergeben Schwierigkeiten – Früh- und rechtzeitige Information an alle betroffenen Mitarbeiter	– Veränderungen, die unklar sind und zu Befürchtungen Anlaß geben, bringen Widerstand – Vorteile erläutern und diskutieren, sowohl für die Station als auch für den einzelnen Mitarbeiter
Durch **Mitwissen** erwacht Vertrauen	Durch **Mitsprechen** entwickelt sich Sicherheit

Beteiligen	Begründen
– Veränderungen, an deren Planung und Durchführung man mitwirken konnte (Projekt-, Arbeitsgruppe) werden als eigene Sache angesehen – Meinungen, Einwände, Hinweise und Vorschläge zulassen und berücksichtigen	– Veränderungen, die als willkürlich erscheinen, werden abgelehnt – Notwendigkeit und Zweckmäßigkeit der Maßnahme soll aufgezeigt werden
Durch **Mitwirken** wächst Mitverantwortung	Durch **Mitdenken** entsteht Bejahung

Verhaltens ab. Daher sind Rückmeldungen über vereinbarte Veränderungen unbedingt erforderlich.

Je besser zwei Menschen einander kennen, desto weniger Worte bedarf es. Oft genügt dann ein Wink, und sie verstehen sich. Der Vorgesetzte investiert viel Zeit für das Gespräch zur Erforschung der Motivstruktur seiner Mitarbeiter, aber dafür spart er sie später, z. B. weil er weiß, wie er erfolgreich motivieren kann. Vor allem aber wird die Zusammenarbeit angenehmer.

Ergebnisprotokoll für Motivationsgespräche

Beantworten Sie folgende Fragen und tragen Sie stichwortartig das Ergebnis des Gespräches in der rechten Seite der Tabelle ein
1. Welche Motivationsziele habe ich genannt?
2. Welche Reaktionen sind mir bei dem Mitarbeiter aufgefallen?   verbale: nonverbale:
3. Welche Motivationsgründe habe ich bei dem Mitarbeiter überprüft?
4. Welche Vereinbarung (Maßnahmen) haben wir getroffen?
5. Welche Zeitziele haben wir uns gesetzt?
6. Welche Kontrollmöglichkeiten haben wir vereinbart?
7. Wie war die Gesprächsatmosphäre?
8. Bin ich mit dem Ergebnis zufrieden? Wenn nicht, warum?

Was kann ich tun?

Damit man Mitarbeiter in ihrer Persönlichkeit besser erfassen kann, bietet es sich an, die einzelnen Motivationstypen zu erkennen. Die folgende Übung kann Ihnen helfen, hier etwas sicherer in der Einschätzung des Motivationstyps zu werden:

Übung: Motivationstypen

Beispiel: Der Mitarbeiter will Anerkennung für seine Leistungen. Er ist sehr leistungsorientiert, weil er in früher Kindheit schon gelernt hat, wenn ich das tue, was meine Eltern möchten, dann haben sie mich lieb. Aus diesem einfachen Grundmuster (Leistung erzeugt Anerkennung) heraus tun diese Mitarbeiter sehr viel auf dem Hintergrund, daß der Vorgesetzte dies auch sieht und ihn lobt. Bleibt dieses Lob aus, so entstehen bei diesen Mitarbeitern eher Selbstzweifel, oder sie suchen sich andere Felder, wo dann dieses Bedürfnis befriedigt wird (Vereine, Hobby usw.).

Versuchen Sie gedanklich Ihre Mitarbeiter zu motivieren, z. B. ins DRK (Deutsches Rotes Kreuz) als Mitglied einzutreten.

1. Welche Motive könnten Sie ansprechen, wenn Ihr Mitarbeiter ein Bedürfnistyp nach Maslow wäre?
   – soziale Zugehörigkeit zu einer Gruppe vermitteln,
   – bedrohten und leidenden Menschen zu helfen,
   – Selbstverwirklichung durch aktive Mitarbeit, z. B. Katastrophenschutz,
   – ...
2. Welche Motive könnten Sie ansprechen, wenn Ihr Mitarbeiter sein gesamtes Tun nach dem persönlichen oder sozialen Nutzen richtet?
   – Verantwortung im Sinne einer moralischen Verpflichtung beim DRK übernehmen,
   – beim ehrenamtlichen technischen Hilfswerk (DRK) mitarbeiten, um sein Auto besser selber reparieren zu können,
   – weil dort nette Leute sind, mit denen man dann etwas unternehmen kann,
   – ...
3. Welche Motive könnten Sie ansprechen, wenn Ihr Mitarbeiter für bestimmte Handlungen belohnt werden möchte?
   – Der Mitarbeiter hat sich besonders viele Gedanken über ein Pflegeproblem gemacht, und Sie bieten ihm an, beim DRK einen Lehrgang über häusliche Krankenpflege durchzuführen.
   – Wenn Ihr Mitabeiter Mitglied beim DRK wird, bieten Sie ihm an, mit ihm einen schon lang gehegten Wunsch zu verwirklichen.
   – ...
4. Welche Motive könnten Sie ansprechen, wenn Ihr Mitarbeiter aus ethischen und moralischen Gründen bestimmte Dinge macht und andere nicht?
   – Ihr Mitarbeiter will vielleicht genau wissen, warum das DRK bestimmte Hilfsaktionen unterstützt. Sie könnten ihn den Sinn dieser Aktionen schildern und ihn so bewegen, dem DRK als aktives Mitglied beizutreten.
   – Die Unterstützung von Hilfsaktionen durch Spenden

oder Mitgliedschaft könnte am Beispiel einer bestimmten Aktion geschildert werden.
– ...

☞   **Antworten auf die Fragen zur Fallstudie 5**

1. Suchen Sie Gründe, die die Demotivation verursachen
   – Die Belastung mit schwerkranken Patienten mit geringen Heilungschancen überfordert Schwester Elke.
   – Trotz der Supervision und der netten Kollegen bestimmt ihr Denken und Handeln die Probleme der Patienten und deren Angehörigen.
2. Welcher Motivationstyp könnte hier vorliegen?
   – Wahrscheinlich sieht Schwester Elke ihre Sinnerfüllung in ihrer Arbeit, das macht es ihr auch so schwer, mit Patienten umzugehen, die nur geringe Chancen auf Heilung haben.
   – Über ihr Freizeitverhalten wissen wir in diesem Fall sehr wenig. Da sie überwiegend darüber spricht, wie problematisch die Arbeit mit den Patienten und den Angehörigen ist, wird dies im Vordergrund ihres Denkens stehen.
   – Im Motivationsgespräch könnten diese Felder Familie, Freizeit, Hobby vorsichtig reflektiert werden.
3. Worüber würden Sie als Vorgesetzte mit Schwester Elke sprechen?
   – Über die belastenden Erfahrungen mit Sterbenden,
   – über ihre Art, mit diesen Problemen umzugehen (Verarbeitung im Team, Freunde, sonstige Gesprächspartner),
   – über Tätigkeiten, die ihr guttun und die sie gerne macht,
   – über Fort- und Weiterbildung,
   – über Versetzungsmöglichkeiten auf eine andere Station,
   – über andere Berufe.
4. Welche Zielsetzung hätten Sie als Vorgesetzte im Gespräch mit Schwester Elke?
   – Zunächst zuhören und Verständnis für die Sichtweise vermitteln,
   – nach Alternativen suchen (Belastung reduzieren),
   – die idealistische Einstellung von Schwester Elke reflektieren,
   – Schwester Elke motivieren, den Beruf nicht zu wechseln, jedoch mit ihr nach Verarbeitungsmöglichkeiten suchen (neue Aufgaben, anderes Arbeitsfeld usw.)

5. Welche Alternativen könnten Sie mit Schwester Elke besprechen?
  – Andere Station, verändertes Aufgabengebiet, z. B. als Hygieneschwester, Stomaberaterin usw.,
  – Sonderaufgaben, z. B. Schulung als Unterrichtsschwester, Praxisanleiterin oder Moderatorin für Qualitätszirkel- oder Projektarbeit.

Unterstützungsgespräch

Aufbau eines Unterstützungsgespräches

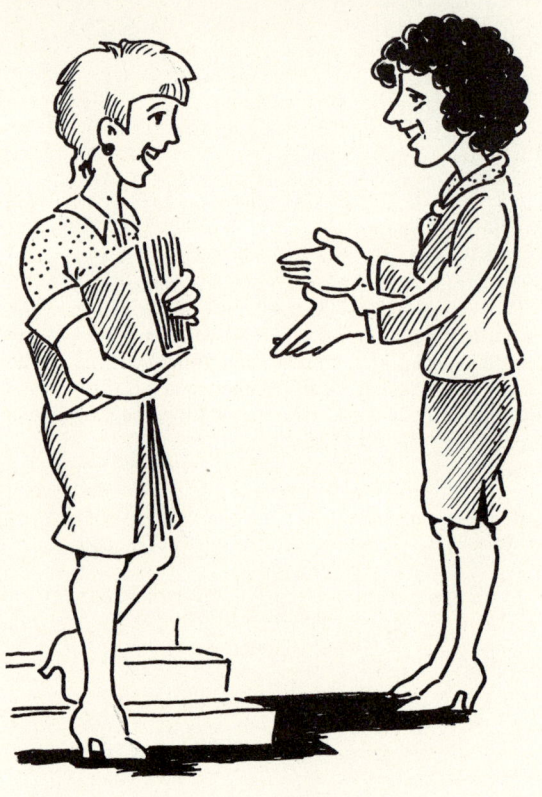

Ziele

Jede Führungskraft ist verpflichtet, dafür zu sorgen, daß ihre Mitarbeiter das vorhandene Leistungspotential optimal entwickeln. Dazu gehört, daß der Mitarbeiter so unterstützt wird, daß er qualifizierte Arbeit leisten kann und er selbst eine positive Einstellung gewinnt, weil er sich als

Mensch und Mitarbeiter ernstgenommen fühlt (Mucchielli 1972, Cohn 1975, Diekstra 1979, Willig 1983, Maeck 1987, Rischar 1991, Saul 1993).

Besonders wichtig ist das Unterstützungsgespräch für Mitarbeiter, die neue Aufgaben übernehmen, die sich selber in ihren Leistungen noch nicht so richtig einschätzen können oder sogar unterschätzen. Hier kann das Unterstützungsgespräch Hilfestellung geben, damit der Mitarbeiter eine systematische und gründliche Einarbeitung in das neue Aufgabengebiet erfährt.

Man geht einfach davon aus, daß jeder Mitarbeiter auch bereit ist sich weiterzuentwickeln und die Unterstützung hierzu von der Führungskraft annimmt. Manche Menschen legen aber klar den Schwerpunkt ihrer Lebensgestaltung auf den häuslichen oder den sonstigen Freizeitbereich. Sie wollen deshalb die mit den betrieblichen Anforderungen verbundenen zusätzlichen Anstrengungen vermeiden. Ihnen fehlt es am notwendigen Ehrgeiz und Interesse, oder sie sind mit sich und ihrer Tätigkeit zufrieden. **Probleme**

Hier zeigen sich die Grenzen des Unterstützungsgespräches, denn wenn ein Mitarbeiter nicht bereit ist, sich mit den Zielen des Unternehmens, den Vorstellungen der Führungskräfte oder mit dem Tätigkeitsbereich (Produkt) zu identifizieren, dann ist keine Entwicklung und damit auch keine Unterstützung möglich.

Es gibt Mitarbeiter, die sich mit neuen Konzepten in ihrem Beruf auseinandersetzen und Ideen und Trends kennen. Diese Mitarbeiter entscheiden häufig über ihre Zukunft selber und suchen nach Herausforderungen, mit denen sie ihre Zukunft gestalten können. **Gründe**

Besonders bei Mitarbeitern, die den Drang haben, etwas Neues auszuprobieren und die ausgetretenen Pfade zu verlassen, ist hier eine Unterstützung bei der Umsetzung von neuen Ideen und Verfahren notwendig. Neben der praktischen Unterstützung im Handlungsfeld Altenheim, Sozialstation oder Krankenhaus sollten unter dem Aspekt Personalentwicklung eine darüber hinaus gehende Förderung vorgenommen werden, indem die Weiterbildungskonzeption des Hauses diesen Mitarbeitern eine Möglichkeit eröffnet, sich mit neuen Trends auseinanderzusetzen. Das kann sowohl intern geschehen, z. B. durch Workshops, Seminare, Hospitationen oder Qualitätszirkelarbeit, als auch extern durch Schulungen, die außerhalb des Hauses mit anderen Institutionen durchgeführt werden können.

☞ **Fallstudie 6: Schwester Daniela übernimmt die Initiative**

Schwester Daniela arbeitet in einem Altenkrankenhaus. Sie ist seit einem Jahr Stationsleiterin und hat viele neue Ideen, die sie auf der Station gerne verwirklichen möchte. Die Bewohner sind zum Teil in der Pflegestufe II und III, was zu einem starken Arbeitsanfall bei der Grundversorgung der Bewohner führt. Schwester Daniela möchte nun einige Dinge verändern, die sie auf der Station für wenig aktivierend im Hinblick auf die Bewohner hält. So wird beispielsweise das Frühstück für die Bewohner von der Stationshilfe in der Küche zubereitet und den Bewohnern dann serviert. Einige der so versorgten Bewohner könnten ihre Brote auch noch selber schmieren. Die Mitarbeiter auf der Station sind jedoch der Meinung, daß man eh schon so belastet ist, daß für solche Spielchen keine Zeit ist. Die Bewohner würden doch nur die Brote auf dem Tisch zerkrümeln, und man müßte letztendlich dann alles abwischen und die Bewohner dann wieder füttern.

Schwester Daniela vereinbart mit den Mitarbeitern jedoch einen kleinen Pilotversuch, in dem die noch beweglichen Bewohner in ihrem Zimmer frühstücken können. So werden immer drei Bewohner in einem Zimmer zusammen gesetzt, und für sie wird nun dort der Frühstückstisch gedeckt.

Die ersten Versuche sind noch nicht so ganz erfolgreich, da die Bewohner ja erst wieder lernen und sich erinnern müssen, wie man Brote schmiert. Schwester Daniela hat nach den ersten drei Tagen eine Woche Urlaub und kann den Pilotversuch deshalb nicht weiter durchführen. Als sie aus ihrem Urlaub zurückkommt, sagen ihr die Mitarbeiter, sie mußten diesen Pilotversuch abbrechen, weil sie so viel auf der Station zu tun hatten, und überhaupt hätte das ja nur Arbeit für sie (Pflegekräfte) und für die Bewohner nur sehr wenig gebracht. Schwester Daniela ist sehr enttäuscht, daß sofort nach ihrer Abwesenheit der Versuch von den Mitarbeitern abgebrochen wurde.

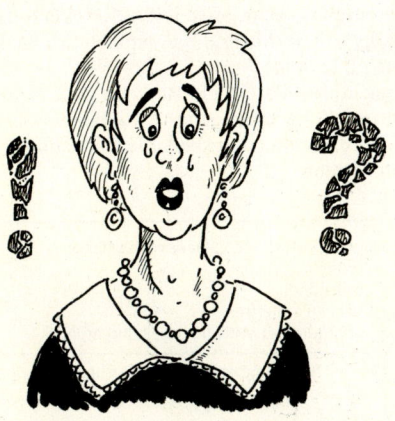

☞ **Fragen zur Fallstudie 6**

1. Warum stellen die Mitarbeiter den Versuch nach der Abwesenheit von Schwester Daniela sofort wieder ein?
2. Was muß man bei der Einführung neuer Verfahren berücksichtigen?
3. Was kann man im Vorfeld tun, um eine Neuerung einzuführen?
4. Wo kann und sollte man sich vorher weitere Unterstützung und Begleitung für diese Neuerung holen?

Wie bereite ich ein Unterstützungsgespräch vor?

Das Unterstützungsgespräch kann mit einem Mitarbeiter oder auch mit mehrern Mitarbeitern durchgeführt werden, je nachdem, welche Form der Unterstützung notwendig wird (Rischar 1991, Weber 1981). Bei der Einführung neuer Arbeitsmethoden kann es sein, daß einzelne Mitarbeiter hier besonders große Schwierigkeiten haben, da sie eine ganz bestimmte Handlungsfolge immer schon so gemacht haben (Schubert und Schubert 1978). Oft setzen die Mitarbeiter, die langjährig in einer Institution arbeiten, den Neuerungen Widerstand entgegen, weil damit ja auch Gedanken verbunden werden können wie, warum sie nicht selber auf diesen verbesserten oder veränderten Arbeitsab-

Vorbereitung

lauf gekommen seien. Hier ist viel Fingerspitzengefühl notwendig, um im Vorfeld die geplante Maßnahme nicht scheitern zu lassen.

Checkliste

Die nachfolgende Checkliste kann dazu beitragen, die Stärken und Schwächen eines Mitarbeiters besser zu erfassen. Der Unterstützungsbedarf kann dann im Gespräch ermittelt werden:

Wo liegen die momentanen Stärken des Mitarbeiters?	Nennen Sie Arbeiten, die der Mitarbeiter – gerne – selbständig – nahezu fehlerfrei – überdurchschnittlich schnell durchführt
Wo liegen die künftigen Stärken des Mitarbeiters?	Nennen Sie Aufgaben, die der Mitarbeiter bei gezielter Einarbeitung – gerne – selbständig – nahezu fehlerfrei – überdurchschnittlich schnell durchführen könnte
Wie kann ich den Mitarbeiter bei der Einarbeitung in ein neues Aufgabengebiet unterstützen?	– Einarbeitungsplan (sachlich und zeitlich) – Schulung während der Einarbeitung – Einführungsnachmittag – Unterstützungsgespräche (bei Bedarf oder systematisch)
Wie kann ich die Arbeitsanforderungen und die Fähigkeiten des Mitarbeiters so in Einklang bringen, daß keine zu großen Diskrepanzen entstehen?	– Beschreibung der künftigen Tätigkeit – Problemfeld aufzeigen – eigene Problemsicht und die Sicht des Mitarbeiters hierzu vergleichen – Teilziele aufzeigen – Mut und Vertrauen in die Fähigkeiten des Mitarbeiters vermitteln – Unterstützung anbieten (Einarbeitungsplan) – Verständnis für Ängste vor der neuen Aufgabe vermitteln (Diskrepanzen für Anforderungen und Fähigkeiten des Mitarbeiters klein halten) – Lob und Anerkennung aussprechen
Wie kann ich das Aufgabengebiet eingrenzen, daß eine schrittweise Übernahme realisiert wird?	– Einarbeitungsplan besprechen – schrittweise Unterweisung und Übernahme von Teiltätigkeiten – permanente Rückmeldung anbieten
Welche Weiterbildungsmöglichkeiten kann ich ihm anbieten?	– Informationsveranstaltungen – Abteilungsbesprechungen – Jobrotation – Teamarbeit – Projektarbeit – interne und externe Fortbildung

Wie führe ich ein Unterstützungsgespräch?

Nachdem Sie eine freundliche Atmosphäre für das Gespräch geschaffen haben (Kaffee, Plätzchen, Fragen nach dem persönlichen Befinden usw.) nennen Sie den Grund ihres Zusammentreffens mit dem Mitarbeiter. Sie gehen davon aus, daß bei dem Mitarbeiter ein Unterstützungsbedarf bei der Übernahme umfassenderer Tätigkeiten besteht.

Einstiegsphase

Zunächst stellen Sie Ihre Sichtweise im Hinblick auf das künftige Arbeitsgebiet dar. Zeigen Sie auch die Schwierigkeiten auf, die mit der neuen Aufgabe einhergehen. Fordern Sie dann die Stellungnahme Ihres Mitarbeiters ab. Sie werden sehr schnell merken (hören und sehen), ob er die Aufgabe übernehmen möchte oder nicht. Versuchen Sie hier, einen gemeinsamen Standort zu finden.

Gemeinsamer Standort

Vorgehensweise

Das folgende Vierfelderschema (Sahm 1979) zeigt noch einmal die Vorgehensweise für ein Unterstützungsgespräch auf (S. 70).

Klären Sie nun die *Teilziele* ab: Was kann der Mitarbeiter selber tun, wo braucht er Unterstützung? Hilfreich ist es, wenn ein Einarbeitungsplan existiert, in dem die einzelnen Lernziele beschrieben werden. Dies kann sowohl sachlich als auch zeitlich geschehen.

Verlaufsphase

Der Vergleich, was kann der Mitarbeiter und wo ist noch *Lern- und Unterstützungsbedarf*, kann nur im Gespräch geklärt werden. Hier ist es besonders wichtig, ehrlich mit sich und seinem Gesprächspartner umzugehen. Je geringer die Abweichungen zwischen Arbeitsanforderungen und Fähigkeiten sind, desto größer wird der Spielraum der Belastbarkeit und desto positiver sind Auswirkungen auf das Selbstwertgefühl des Betroffenen und damit auch auf den Gesundheitszustand. Daher ist Über- und Unterforderung zu vermeiden.

Anforderungsprofil

Dies gelingt jedoch nur dann, wenn man innerhalb einer Vertrauenskultur bestehende Defizite zugeben kann. Eine *systematische Einarbeitung* spart Zeit, Geld und Verlust an Selbstwertgefühl. Je schneller und besser wir ein diesbezügliches Weiterbildungsdefizit entdecken und beheben, desto flexibler und leistungsfähiger sind die Mitarbeiter später (Kirchner und Kirchner 1992, 1993, 1995).

Vertrauenskultur

Gemeinsamen Standort finden	Teilziele klären
– Veränderungen im Arbeitsfeld aufzeigen – Problemfeld und Problemsicht besprechen – Verständnis für die Sichtweise der anderen schaffen	**Der Mitarbeiter soll** – seinen Weg zur Zielerreichung selbst entwickeln **Der Vorgesetzte soll** – Details der Zielerreichung vorschlagen – durch Fragen den Mitarbeiter steuern
Beide verstehen die Ziele des anderen	Der Mitarbeiter **sucht selber seinen Weg**

Realisierung	Unterstützung
– Ist-Soll-Vergleich bei der Realisierung der Ziele und den vereinbarten Unterstützungen beachten – Rückmeldungen verbindlich vereinbaren – Partnerschaftlich und offen mögliche Konflikte besprechen	**Der Vorgesetzte soll** – den Mitarbeiter dort unter-stützen, wo dieser es möchte – dem Mitarbeiter Vertrauen in dessen Fähigkeiten vermitteln **Der Mitarbeiter sollte** – offen über seinen Unterstützungs-bedarf reden
Der Mitarbeiter **vertraut dem gemeinsamen Weg**	Der Vorgesetzte **übernimmt** einen **Teil der Verantwortung**

Abschlußphase

Die Einstellung zur Aufgabe / Tätigkeit wird davon ge-prägt, wie wir mit diesen Anforderungen fertig werden. Wird ein Mitarbeiter ins kalte Wasser geworfen, verspürt er Diskrepanzen zwischen Anforderungen und der Reali-tät. Er fühlt sich nicht wohl. Dieses Minus wirkt sich auf das Selbstwertgefühl und damit auch auf die Arbeitszufrie-denheit aus. Mißerfolge motivieren nicht, daher sollte in dieser Phase eine schrittweise Unterweisung und Über-nahme von Tätigkeiten festgelegt werden. *Überschaubare Tätigkeiten* motivieren und ermutigen dazu, nach und nach in das Aufgabengebiet hineinzuwachsen. Nichts stimuliert mehr als Erfolg. Vereinbaren Sie einen Rückmeldemodus, um so eine schrittweise Erweiterung der Aufgaben zu begleiten.

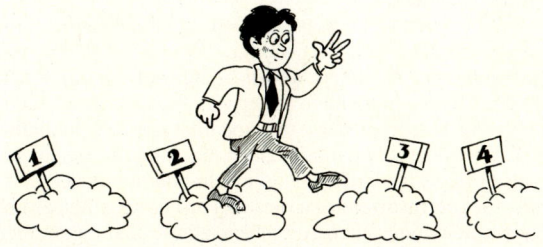

Was kann ich tun?

Besonders bei der Einführung neuer Arbeitsmethoden braucht der einzelne Mitarbeiter, aber auch das Team die notwendige fachliche und persönliche Unterstützung. Die gemeinsame stufenweise Erarbeitung eines neuen Verfahrens oder Arbeitsablaufes sollte im Vordergrund des Gespräches stehen. Mitarbeiter, die in der betrieblichen Weiterbildung aktiv sein können, reagieren auf Neuerungen daher flexibler.

Die Unterstützung einzelner oder einer Gruppe von Mitarbeitern kann in Form einer Lernstatt erfolgen. Eine Gruppe von 8 – 10 Mitarbeitern kommt in offener, sanktionsfreier Atmosphäre zusammen und diskutiert über ihre Schwierigkeiten am Arbeitsplatz. Für die unterschiedlichen Probleme können von den Mitarbeitern Experten eingeladen werden, mit denen dann spezifische Probleme besprochen werden können. Lernstattthemen sind beispielsweise der Umgang mit Dementen, die Lagerung nach Bobarth oder der Umgang mit Sterbenden (Becker u. Mitarb. 1980, Köhl 1987, Döring 1990, Birkenbihl 1992).

Die Lernstatt ist eine feste Einrichtung, in der mit wechselnden Mitarbeitergruppen die verschiedenen Themen bedarfsorientiert bearbeitet werden.

Eine weitere Form der Unterstützung für das Team auf der Station kann durch Supervision erfolgen. In der Leitungssupervision können Einzelgespräche (z. B. Kritikoder Unterstützungsgespräche) geübt werden. Darüber hinaus können in der Supervision konkrete Probleme der

Lernstatt

Supervision

Führungskräfte mit Mitarbeitern, Bewohnern oder Patienten besprochen werden. Die Supervision sollte regelmäßig stattfinden und an den aktuellen Problemen der Führungskräfte orientiert sein.

Teamsupervision

In der Teamsupervision können die Teamkonflikte in ihren Ursachen analysiert werden. Lösungsmöglichkeiten für Probleme, die innerhalb des Teams auftreten, können durch einen fachkundigen Supervisor besprochen werden.

Qualitätszirkel

Zur Verbesserung der Arbeitsqualität können Qualitätszirkel gebildet werden. Sie haben die Aufgabe, beispielsweise Pflegestandards zu entwickeln oder ein neues Leitbild für die Institution zu erarbeiten. Die Qualitätszirkel haben meist eine klare Aufgabenstellung und tagen über einen bestimmten, vorher definierten Zeitraum. Die Ergebnisse der Arbeit in Qualitätszirkeln werden den übrigen Mitarbeitern zur Verfügung gestellt. Neuerungen können so auf einer Station erst einmal ausprobiert werden, bevor neue Arbeitsabläufe in der gesamten Klinik oder in einem Altenheim eingeführt werden.

Personalentwicklung

Die Arbeit in den vorgenannten Gremien erleichtert die Einführung neuer Arbeitsprozesse.

Daher sollte die Weiterbildungskonzeption eines Hauses sowohl den Bedarf der Mitarbeiter abdecken als auch eigene Ziele vorgeben und damit die Initiative der Mitarbeiter fördern. Die Identifikation der Mitarbeiter mit den Zielen der Organisation bedeutet, daß die Mitarbeiter das Leitbild ihrer Organisation nicht nur kennen, sondern auch danach leben. Das bedeutet, daß die Mitarbeiter z.B. bei der Erstellung von Leitbildern und Führungsgrundsätzen beteiligt werden.

Eine Integration neuer Konzepte fällt leichter, wenn die Mitarbeiter gut informiert sind und sich in diversen Projekten an der Neukonzeption beteiligen können.

Eine Förderung der verschiedenen Weiterbildungsaktivitäten durch Lernstätten, Supervision oder Qualitätszirkelarbeit kommt der Institution sehr schnell zugute. Der kommunikative Austausch zwischen den Mitarbeitern der verschiedenen Arbeitsbereiche fördert die Perspektivübernahme und das Denken in größeren Zusammenhängen.

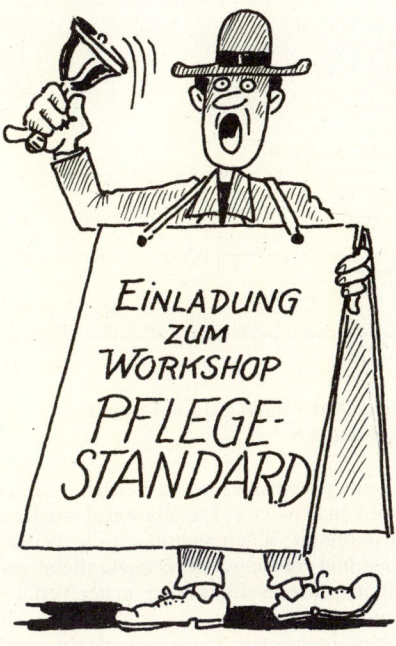

Ergebnisprotokoll für Unterstützungsgespräche

Beantworten Sie folgende Fragen und kreuzen Sie die jeweilige Antwort an oder tragen Sie stichwortartig das Ergebnis des Unterstützungsgespräches in der rechten Seite der Tabelle ein:					
	vertrauens-voll	in etwa	weiß nicht	ein wenig	mißtrauisch gespannt
Wie war die Gesprächsatmosphäre?					
Habe ich die Stärken des Mitarbeiters klar benannt?					
Habe ich das künftige Aufgabengebiet präzise beschrieben?					
Habe ich dem Mitarbeiter Hilfen zur Einarbeitung gegeben?					

Welche Hilfestellung haben wir vereinbart?	Arbeitsgebiet: Führungsverhalten: Fehler:
Haben wir eine schrittweise Vorgehensweise vereinbart? Wenn ja welche?	Übernahme von Teilaufgaben: Zeitrahmen: Rückmeldemodus:
Welcher Aus-, Fort- oder Weiterbildungsbedarf besteht bei dem Mitarbeiter?	Sache: (Führungs-)Verhalten:
Bei welchen Tätigkeiten hat sich der Mitarbeiter Unterstützung gewünscht?	Sache: (Führungs-)Verhalten:

☞ **Mögliche Antworten auf die Fragen zur Fallstudie 6**

1. Warum stellen die Kollegen den Versuch nach der Abwesenheit von Schwester Daniela sofort wieder ein?
   – Die Mitarbeiter fühlen sich durch die Veränderung überfordert und von Schwester Daniela alleine gelassen.
2. Was muß man bei der Einführung neuer Verfahren berücksichtigen?
   – Neue Verfahren setzen einen veränderten Arbeitsablauf voraus. Daher sollten soche Veränderungen dann vorgenommen werden, wenn genügend Mitarbeiter auf der Station sind. Eine Unterstützung durch die Führungskräfte in dieser Phase sollte auf jeden Fall gewährleistet sein. Das bedeutet, daß keine neuen Verfahren ausprobiert werden, wenn die Führungskräfte in dieser Phase abwesend sind.
3. Was kann man im Vorfeld tun, um eine Neuerung einzuführen?
   – Neue Arbeitsabläufe sollten sorgfältig von den Mitarbeitern geplant werden. Für eine Pilotphase sollten alle Mitarbeiter sich bereit erklären, den Versuch nicht abzubrechen. Die Pflegedienstleitung sollte diesen Versuch ebenso unterstützen und dies auch den Mitarbeitern sagen. Auf ihrem Gang durchs Haus sollte die Pflegedienstleitung sich über die gemachten Erfahrungen informieren.
4. Wo kann und sollte man sich vorher weitere Unterstützung und Begleitung für diese Neuerung holen?
   – Von der Pflegedienstleitung, den Ärzten, Fachpersonal

im Hause, z. B. Supervisor, Pfarrer, oder durch Hospitation und Erfahrungstransfer aus anderen Häusern.

Kritikgespräch

Aufbau eines Kritikgespräches

Ziele

Durch das Kritikgespräch soll erreicht werden, daß der Mitarbeiter in Zukunft sein Verhalten ändert, seine Aufgaben erfüllt und die vereinbarten Ziele erreicht.

Probleme

Jedem Menschen fällt es schwer, kritisiert zu werden, auch wenn er selbst vorgibt, davon nicht persönlich betroffen zu sein. Die meisten Menschen rechtfertigen daher ihr Verhalten oder bezweifeln den kritisierten Tatbestand. Eine vergangenheitsorientierte Bewältigung des kritisierten Verhaltens steht dann im Vordergrund des Kritikgespräches (Mucchielli 1974, Fenserheim u. Baer 1977, Gordon 1979, Birkenbihl 1986, Schulz von Thun 1988, Stroebe 1988, 1991, Pfützner 1989b, Rischar 1991, Kindler 1994).

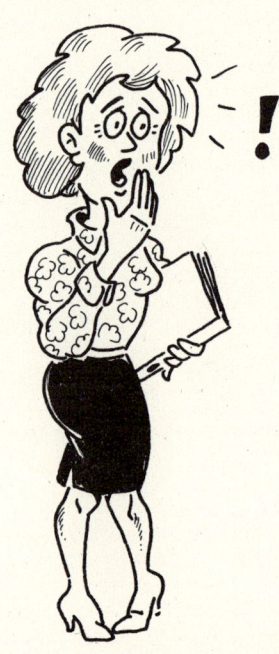

☞ **Fallstudie 7: Frau Meyer arbeitet fehlerhaft**

Die Pflegedienstleiterin Frau Schmitz führt mit der Stationsleiterin, Frau Meyer, ein Kritikgespräch, weil bei der Überprüfung der Dienstpläne mehrfach Fehler in der Zeitabrechnung festgestellt worden sind.

Frau Schmitz macht Frau Meyer deshalb Vorwürfe. Frau Meyer dagegen meint, solche Fehler kämen eben überall einmal vor. Sie seien im Verhältnis zur Gesamtzahl der erstellten Dienstpläne und der besonderen Personalsituation auf ihrer Station eher unbedeutend und nicht der Rede wert.

☞ **Fragen zur Fallstudie 7**

Analysieren Sie den beschriebenen Konflikt zwischen Frau Meyer und Frau Schmitz und beantworten folgen Fragen:
1. Einstellung der Stationsleiterin
2. Einstellung der Pflegedienstleitung
3. Welche Strategien lassen sich aus diesen Ursachen ableiten:
   – Konstruktive Strategie?
   – Destruktive Strategie?
4. Wie ist das Verhalten der beiden zu beschreiben:
   – Konstruktives Verhalten?
   – Destruktives Verhalten?
5. Wie sieht die zukünftige Zusammenarbeit aus?
Führen Sie ein konstruktives Kritikgespräch mit Frau Meyer.

Ein Kritikgespräch sollte erst dann mit dem Mitarbeiter geführt werden, wenn alle anderen Gespräche (Unterstützung, Motivation und Beurteilung) nicht zum gewünschten Ziel der Verhaltenskorrektur geführt haben. Daher muß in der *Vorbereitung des Kritikgespräches* auch ein wenig mehr Zeit investiert werden, weil die Konsequenzen, die sich aus einem Fehlhalten des Mitarbeiters ergeben, *vorher gut* überlegt werden sollen. Ein Kritikgespräch ohne spätere Kontrolle des Zielverhaltens *schadet mehr*, als daß es hilft (Kindler 1994, Glasl 1994). *[Vorüberlegungen]*

Damit man Kritik so äußern kann, daß der andere diese auch annimmt, sollte die Formulierung der Kritik sachlich sein. Persönliche Vorwürfe und Verallgemeinerungen helfen weder dem Mitarbeiter noch dem Vorgesetzten beim *[Formulierung]*

Abbau von Störverhalten. Ein Beispiel soll dies verdeutlichen:

Kommunikationssituation

Ihr Vorgesetzter bleibt stehen, runzelt die Stirn und sagt mit vorwurfsvoller Stimme:

„Haben Sie aber lange gebraucht…"

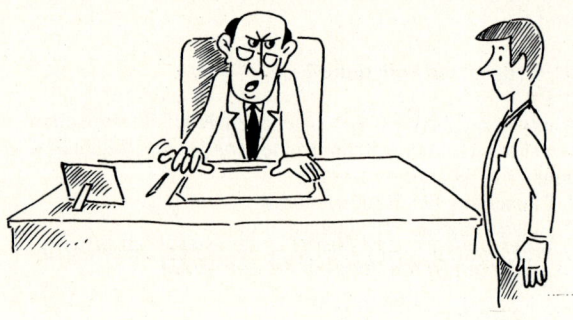

In dieser Situation können sich folgende Gefühle bei Ihnen bemerkbar machen:

Äußerung: Haben Sie aber lange gebraucht…	Gefühl: Vorwurf	Kommunikations- strategien: Verhaltensänderung
Mögliche Reaktionen:		
Es tut mir leid, es ging nicht schneller	verletzt sein	passive Reaktion durch die Annahme des Vorwurfs
Sie sollten sich lieber mal die Organisation der Station X angukken…	wütend sein	aktive Reaktion Ablehnung des Vorwurfes

Eine kritische Äußerung über die Dauer einer Aktivität   Gefühle
kann sehr unterschiedliche Gefühle auslösen (Diekstra
1979). Die Beanwortung dieser Kommunikationssituation
kann durch verschiedenen Strategien gekennzeichnet werden. Fühlt sich die betroffene Person kritisiert und hört
einen Vorwurf in der Äußerung, kann sie sich in ihrem
Selbstwertgefühl angegriffen fühlen und reagiert mit Angriff: Sie werden ja auch nicht so oft in ihrer Arbeit unter-
brochen wie ich! Fühlt sich die betroffene Person jedoch
verletzt, weil sie vielleicht den Erwartungen und den hiermit verbundenen Anforderungen nicht entspricht, wird sie
den Vorwurf auf sich beziehen und glauben, daß sie eigentlich schneller arbeiten müßte. Keine der geschilderten Äußerungen ist in dieser Situation hilfreich. Es werden wenig
konkrete Formulierungen gewählt, wo dem anderen direkt
der Vorwurf gemacht wird, etwas falsch zu machen.

Weitere Beispiele für wenig hilfreiche Äußerungen in
schwierigen Kommunikationssituationen:

Beispiele für den Ausdruck von Gefühlen in Worten (nach Vopel u. Kirsten 1977)

Beispiel	Verbaler Ausdruck	Gefühl
Befehle	Halten Sie den Mund!	verletzt sein
Fragen	Ist es auch richtig, so vorzugehen?	Angst haben
Anklagen	Sie kümmern sich nicht um mich!	Versagen
Schimpfen	Sie sind unverschämt!	Demütigung
Sarkasmus	Sie vermitteln einem ein ungeheures Gefühl der Wertschätzung.	Ärger
Urteile	Sie sprechen zu viel!	betroffen sein

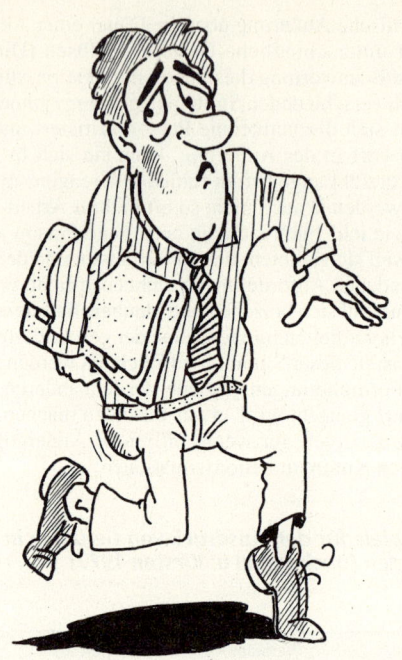

Gefühle können in Worten und in Handlungen ausgedrückt werden. Besonders im Kritikgespräch ist es wichtig, die unterschiedlichen Signale wahrzunehmen und zu thematisieren. Die folgende Tabelle stellt mögliche Reaktionen in Kritikgesprächen gegenüber:

durch Sprache	Ausdruck von Gefühlen	durch Verhalten
Ich fühle mich unsicher.		Erröten und nichts sagen
Ich fühle mich auf der Station wohl.		Lächeln
Ich bin zornig.		Mitten im Gespräch in Schweigen verfallen.
Ich bin traurig.		Den Kopf hängen lassen.

In einem Kritikgespräch sollte die Formulierung von konkreten Störverhaltensweisen vorgenommen werden. Mit einer Konkretisierung ist die genaue Beschreibung gemeint (Vopel u. Kirsten 1977, Forgas 1992):

Beispiele für die Formulierung von Störverhaltensweisen:

Verhalten:	Konkretisierung
Kommt jeden Morgen zu spät!	In den letzten drei Wochen sind Sie an fünf Tagen zu spät zum Dienst gekommen.
Macht verletzende und herabsetzende Bemerkungen über andere!	Mir ist aufgefallen, daß Sie Frau Klein mehrfach verletzt haben. Zuletzt haben Sie vor dem ganzen Team Frau Klein angebrüllt, sie hätte wieder einmal nicht richtig zugehört! Frau Klein hat daraufhin einen Weinkrampf bekommen und möchte die Station verlassen. Was ist da genau passiert? (Frau Klein später zu dem Gespräch hinzuziehen!)
Hält die Vorschriften pedantisch ein und reagiert wenig flexibel!	Wir hatten in der letzten Woche einen personellen Engpaß durch Erkrankung einiger Mitarbeiter. Sie sind jetzt schon mehrfach nicht bereit gewesen, für kranke Kollegen einzuspringen. Wir sind jedoch auf die Flexibilität unserer Mitarbeiter angewiesen. Schließlich kann jeder von uns einmal krank werden und braucht dann eine Vertretung. Ich möchte gerne wissen, warum Sie nicht bereit sind, für andere einmal einzuspringen.

Wie bereite ich ein Kritikgespräch vor?

Folgende Fragen können dabei helfen, ein Kritikgespräch so vorzubereiten, daß für beide (Vorgesetzter und Mitarbeiter) eine vertretbare Lösung erzielt wird (Berkel 1985):

Welches Arbeitsverhalten ist kritisch?	– Qualität der Arbeit (Pflege des Patienten) – Arbeitsmenge im Vergleich zu anderen Mitarbeitern – Einteilung der Arbeit (Arbeitsorganisation)
Welches persönliche Verhalten ist kritisch?	– Unselbständigkeit durch ständiges Fragen oder Vertagen von unangenehmen Arbeiten oder Delegieren an andere – in Belastungssituationen den Überblick verlieren, krank werden oder Ausweichverhalten zeigen – verletzendes Kommunikationsverhalten anderen gegenüber, permanentes Reden über persönliche Belange (z. B. Krankheiten usw.), andere Mitarbeiter schlecht machen usw.
Welches Verhalten stört den betrieblichen Ablauf?	– mangelnde Teamfähigkeit und Arbeiten für den eigenen Status – Blockieren von Entscheidungen – den Clown spielen – Subgruppen bilden und Unfrieden stiften – den Vorgesetzten angreifen oder seine Autorität, sein Wissen usw. bezweifeln und dies als Gerücht verbreiten – mit den Patienten / Bewohnern destruktiv umgehen (sie warten lassen, negative verbale und nonverbale Kommunikationsverhaltensweisen zeigen usw.)
Welches konkrete Arbeitsverhalten ist kritisch?	– Zeitmanagement ist unzureichend, übernimmt z. B. Arbeiten, die er in der vorgegebenen Zeit gar nicht leisten kann – kann den Arbeitsablauf nicht planen, verzettelt sich durch Nebenarbeiten – kann andere in die Arbeitsorganisation nicht mit einplanen (Chaosmanagement) – läßt sich von der Tagesarbeit überrollen und setzt daher keine Ziele oder Schwerpunkte in seiner Arbeit – informiert sich nicht aktiv über Veränderungen im Arbeitsablauf – ist demotiviert und arbeitet nur das Nötigste – fordert von allen anderen, bringt aber selber nichts ein – gibt ungefragt Beurteilungen ab, die mehr zerstören als helfen

Wie führe ich ein Kritikgespräch?

Nach einer freundlichen Begrüßung sollte es keine *Anerkennung* wegen anderer Sachverhalte geben, da der Mitarbeiter sonst Anerkennung und anschließende Kritik verbindet. Für zukünftige Gespräche bedeutet das, daß der Mitarbeiter nach jeder Anerkennung Kritik erwartet. Statt dessen sollte sofort der Gesprächsanlaß genannt werden, um eine Klärung des Sachverhaltes vorzunehmen. Sachbezogene Kritik wird in der Regel eher akzeptiert als Übertreibungen oder Verallgemeinerungen wie „immer" und „nie".

Einstiegsphase

In dieser Phase ist dem Mitarbeiter deutlich zu erklären, welche Probleme sein Störverhalten in Hinsicht auf die anderen Mitarbeiter, den Betrieb, die Patienten oder Bewohner und den Vorgesetzten aufwirft. Hier sollten *Fakten* im Vordergrund stehen. Das Selbstwertgefühl des Mitarbeiters sollte nicht angegriffen werden, es ist viel besser, wenn man dem Mitarbeiter Gelegenheit zur Stellungnahme gibt. Im Mittelpunkt des Gespräches sollten Überlegungen stehen, wie *Fehlerursachen* beseitigt werden können.

Verlaufsphase

In dieser Phase sollte der Mitarbeiter erklären, wie er das Störverhalten abbauen möchte. Hierbei sollte der Vorgesetzte helfen, das entstandene Problem aus der Welt zu schaffen. Wenn der Mitarbeiter keinen eigenen Lösungsvorschlag hat, muß der Vorgesetzte einen geeigneten Lösungsweg aufzeigen. In beiden Fällen ist dem Mitarbeiter jedoch zu verdeutlichen, daß die in Aussicht genommene Lösung vom Vorgesetzten auf *Einhaltung hin überprüft* wird. Auch bei diesem Gespräch gilt die Regel, in der ersten Woche intensiv beobachten, ob der Mitarbeiter sein Störverhalten auch abbaut. Positive und negative Rückmeldungen sind in dieser Phase ausgesprochen wichtig. Das Kritikgespräch sollte wie folgt durchgeführt werden:

Abschlußphase

Sachlich	⇨	Schonend
– keine Verärgerung oder Erregung zeigen – die Arbeit – nicht den Mitarbeiter kritisieren – keine Übertreibungen des Tatbestandes		– Kritisieren unter vier Augen – nicht nur Mängel sehen sondern auch das Positive – Mitarbeiter Gelegenheit zur eigenen Stellungnahme geben
Sachbezogene Kritik wird in der Regel eher akzeptiert		Kritik **ohne Verletzung des Selbstgefühls** ist meist erfolgreicher

Positiv	⇦	Konstruktiv
– Kritik mit versöhnlichen Worten beenden – Vertrauen erkennen lassen, daß Fehler nicht mehr vorkommt – Kritik soll keinen bitteren Nachgeschmack zurücklassen		– Fehlerursachen analysieren – Überlegen, wie Fehler in Zukunft vermieden werden – Mitarbeiter helfen, Fehler zu erkennen, zu vermeiden
Ermutigende Kritik verstärkt die Leistungsbereitschaft		**Aufbauende Kritik** wird als Hilfe empfunden

Ermutigende, sachlich formulierte Kritik hilft dem Mitarbeiter, seine Fehler zu erkennen. Daher sollte das Stör- oder Fehlverhalten immer an konkreten Situationen festgemacht und beschrieben werden.

Zweifel des Mitarbeiters

Leider verlaufen Kritikgespräche nicht immer so, daß der Mitarbeiter auch einsichtig ist und sein Fehl- oder Störverhalten abbauen will. Der Mitarbeiter bezweifelt beispielsweise die Richtigkeit des beobachteten Störverhaltens und wehrt sich gegen die Kritik. Einige Ursachen und Möglichkeiten, hiermit besser fertig zu werden, sollen nachfolgend kurz erörtert werden.

Gegenangriff

Die Schuld liegt nicht bei mir, sondern bei Ihnen …„Sie haben mich nicht richtig informiert, sonst hätte ich …!"

Greifen Sie diese Argumentation sofort auf und fragen Sie, wie man dies denn *zukünftig* vermeiden kann. Nehmen Sie diese Kritik sehr ernst und lassen Sie sich nicht darauf ein, einen Schuldigen zu suchen, sondern fordern Sie Lösungen, damit dies in der Zukunft vermieden werden kann.

Psychologisch geschickte Mitarbeiter, die die Schwächen ihres Vorgesetzten kennen, steuern das Gespräch oft so, daß die eigentliche Ursache für das Fehlverhalten an einem Dritten liegt, den der Vorgesetzte auch nicht leiden kann. Es kommt dann schnell zu einer Solidarisierung gegen den Dritten und die Kritik ist vom Tisch, während das Störverhalten weiter beibehalten wird. Akzeptieren Sie die entstehenden Schwierigkeiten durch einen Dritten, versuchen Sie jedoch dann das Gespräch wieder auf die Klärung des Störverhaltens zurückzuführen. Solidarisieren Sie sich nicht mit dem Mitarbeiter gegen den Dritten. *(Dritte als Schuldigen)*

Der Mitarbeiter gibt zwar das Störverhalten zu, lehnt aber dennoch die Kritik ab, weil er sich ungerecht behandelt fühlt. Dies passiert immer dann, wenn andere Mitarbeiter das gleiche Störverhalten zeigen, aber deswegen *nicht* kritisiert werden. Gerade solche Ungleichbehandlungen führen zu Unfrieden und müssen daher von vornherein ausgeschlossen werden. Sollte es trotzdem passieren, kann der Vorgesetzte versprechen, künftig das Störverhalten genauer zu beobachten, und dies auch allen Mitarbeitern sagen, damit sie sich auf die Kontrolle einstellen können. *(Ungerechtigkeit)*

Der Mitarbeiter gibt das Störverhalten sofort zu und schreibt den äußeren Rahmenbedingungen die Schuld für die Fehlerquellen zu, z. B. Personalmangel oder häufiges Einspringen für andere usw. Hier sollte die Verhinderung von Streß als äußere Ursache durch geeignete Maßnahmen abgestellt werden. Handelt es sich um Streß, der durch Überforderung des Mitarbeiters zustande kommt, z. B. durch mangelnde Erholungsphasen im Schichtdienst, muß gemeinsam überlegt werden, ob es Möglichkeiten zur Abhilfe gibt. *(Streß als Fehlerquelle)*

Der kritisierte Mitarbeiter fordert den Vorgesetzten vor dem gesamten Team heraus (Jeserich 1981). Das Störverhalten kann nicht ignoriert werden, weil der Vorgesetzte sonst sein Ansehen vor den Mitarbeitern verlieren würde. Reagiert er zu heftig, unsachlich oder verletzend, dann solidarisieren sich die anderen Mitarbeiter mit dem Störer. Sie fürchten sich davor, bei anderen Gelegenheiten in die gleiche unangenehme Situation zu kommen. Die Kritik des Störverhaltens sollte sachlich und sofort erfolgen. Verlet- *(Provokationen vor anderen)* zende persönliche oder ungerechte Kritik ist auf jeden Fall zu vermeiden.

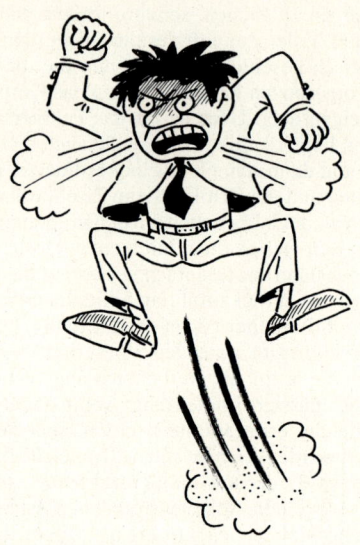

Was kann ich tun?

Zunächst sollte schriftlich trainiert werden, welche Formulierungen hilfreich sind und welche eher eine negative Kritik (persönliche Angriffe und Vorwürfe) beinhalten. Einige wenige hilfreiche Vorgesetztenäußerungen sind nun tabellarisch aufgelistet, die dann in eine sachliche und konstruktive Formulierung der Kritik umgewandelt werden sollen (Antons 1974, Däumling u. Mitarb. 1974, Gudjons 1978, Döring 1990, Kirchner 1992):

Formulierungsübungen für ein Kritikgespräch

„Interaktionen"	Passiv-negative Bewertung / Formulierung	Aktiv-positive Bewertung / Formulierung
Stimmt dem Gesprächspartner wenig zu:	Erlebt eine angespannte Atmosphäre:	Thematisiert die geringe Zustimmung durch den Gesprächspartner
Das kann man so nicht machen! Wenn sie meinen ??!!! Zeigt Unmut, ohne etwas zu sagen! Guckt zum Fenster heraus ...	Jetzt ist Schluß, Sie machen das ab sofort so, wie ich das gesagt habe!	Beispiel: Wir haben jetzt eine Weile darüber gesprochen, welche Schwierigkeiten sich für Ihre Arbeit auf der Station ergeben. Bei jedem Lösungsansatz wird von Ihnen die Undurchführbarkeit der gedachten Maßnahme angesprochen. Ihre fortwährende Ablehnung macht mir sehr zu schaffen. Wie stellen Sie sich denn eine Lösung vor?
Macht keine eigenen Vorschläge: Ich bekomme überhaupt keine Unterstützung von Ihnen!	Ist passiv und destruktiv: Dann sind eben die Fehlzeiten so hoch ...!	Erfragt die Gründe: ....
Bewertet andere Vorschläge negativ: Sie sitzen hinter Ihrem Schreibtisch, hier in der Praxis sieht es jedoch ganz anders aus	Ist immer gegen alles: Davon haben Sie keine Ahnung!	Beschreibt das Verhalten und die Wirkung auf sich: ....

Formulierungsübungen für ein Kritikgespräch (Fortsetzung)

„Interaktionen"	Passiv-negative Bewertung/Formulierung	Aktiv-positive Bewertung/Formulierung
Hält Informationen zurück:	Will besser informiert sein als andere:	Macht Vorschläge zur Informationsverbesserung: ....
Ich weiß ja, wie die neue Dokumentation durchgeführt wird ...	Die anderen sollten sich mal damit beschäftigen!	
Ist aggressiv und kurz angebunden:	Löst feindselige Gefühle aus:	Reflektiert eigene Gefühle: ....
Sie sind ja selber zu blöde, um das umzusetzen!	„Blöde Ziege ..."	
Blockiert andere Lösungen:	Erlebt Hilflosigkeit und Rückzug:	Fordert Mitarbeit zur Problemlösung: ....
Auf meiner Station wird es in Zukunft so bleiben, wie es ist!	Es läuft doch alles gut ...nur nichts ändern!	

Formulierungsübungen für ein Kritikgespräch (Fortsetzung)

Beobachtung „Sprecher"	Passiv-negative Bewertung / Formulierung durch Hörer	Aktiv-positive Bewertung / Formulierung durch Hörer
Weicht Problemen aus: Entzieht sich durch Krankheit, keine Zeit oder andere wichtige Arbeiten!	Unterstellt mangelnde Lösungskompetenz: In diesem Hause kann man ja doch nichts ändern!	Versucht die Gründe hierfür zu erfahren: ....
Keine Organisation der Gedanken beim Sprechen: Die Dienstübergabebesprechungen sind gut organisiert. Ach, da fällt mir ein, wir wollten doch noch ...	Redet um den heißen Brei: Ja, man könnte ja mal überlegen, ob es nicht besser wäre ...	Versucht zusammenzufassen: ....
Drückt sich ungenau aus: Gruppenpflege mag ja ganz gut sein, aber so groß sind die Unterschiede zum jetzigen Arbeiten ja auch nicht.	Hört gar nicht mehr hin: Ja, ja, ich muß jetzt wieder auf die Station. Die Arbeit macht sich nicht von alleine!	Versucht, auf den Punkt zu kommen: ....

Formulierungsübungen für ein Kritikgespräch (Fortsetzung)

Beobachtung „Sprecher"	Passiv-negative Bewertung / Formulierung durch Hörer	Aktiv-positive Bewertung / Formulierung durch Hörer
Versucht, zuviel in einer Aussage unterzubringen: Will die ganze Welt neu erfinden ...	Sucht schon nach Gegenargumenten: Sie mit Ihren ganzen Neuerungen, bleiben Sie doch mal auf dem Teppich!	Unterbricht, faßt zusammen und strukturiert: ....
Bringt zu viele Ideen in seine Äußerungen: Vielleicht könnte ich ja eine feste Zeit für Mitarbeitergespräche einführen, und dann sollten wir auch einen Beurteilungsbogen benutzen. Kann ich in einer Arbeitsgruppe zu diesem Themenkreis mitarbeiten?	Läßt sich durch Ideen vom Wesentlichen abbringen: Vielleicht könnte ich meine Arbeit besser organisieren, indem ich einmal ein Seminar besuche ...	Sammelt die Ideen, erstellt eine Prioritätenliste und legt verbindliche Ziele mit dem Mitarbeiter fest: ....

Formulierungsübungen für ein Kritikgespräch (Fortsetzung):

„Hörer denkt:"	Passiv-negative Bewertung / Formulierung durch Hörer	Aktiv-positive Bewertung / Formulierung durch Hörer
Immer die gleiche Leier	Hat keine ungeteilte Aufmerksamkeit: Ich muß wieder auf die Station zurück!	Spricht die Wiederholung an: ....
Meine Meinung steht fest ... Das mag ja alles zutreffen, aber auf unserer Station ist alles anders!	Denkt schon an und probt seine Antwort: Wir haben sehr viele gerontopsychiatrische Fälle, und die müssen ganz anders behandelt werden.	Ist offen für andere Meinung: ....

Feedback

Nach den Formulierungsübungen sollten die ersten Kritikgespräche durchgeführt werden, wobei es hier empfehlenswert ist, am Anfang mit der Stationsleitung / Stellvertreterin und dem Mitarbeiter zu sprechen. Die Überprüfung des eigenen Verhaltens und eine eventuelle Verhaltenskorrektur ist durch das Feedback mit Hilfe des folgenden Beobachtungsbogens möglich. Verhaltenskorrekturen sind nur dann möglich, wenn man sich der Fremdkontrolle stellt!

Beobachtungsbogen für Kritikgespräche

	--	-	0	+	++	
Gesprächseröffnung unfreundlich, mürrisch						Gesprächseröffnung freundlich und sachlich
zusammenhanglose Darstellung des Störverhaltens						klare Darstellung des Störverhaltens
Verärgerung über Mitarbeiter deutlich sichtbar						Verärgerung über Fehler deutlich sichtbar
Monolog des Vorgesetzten						Dialog zwischen Vorgesetztem und Mitarbeiter
keine Hilfen zur Verhaltensänderung						Hilfen zur Verhaltensänderung
keine Offenheit zwischen den Partnern						Offenheit und Ehrlichkeit zwischen den Partnern
Vorgehen manipulativ						Vorgehen offen
Zuhörbereitschaft des Vorgesetzten gering						Vorgesetzter hört aktiv zu
Mitarbeiter ist einsichtig:						
Lösungssuche liegt beim Vorgesetzten						Lösungssuche liegt beim Mitarbeiter
Maßnahmen zur Korrektur des Verhaltens werden nicht exakt festgehalten						Maßnahmen zur Korrektur des Verhaltens werden exakt festgehalten
keine Kontrolle des Zielverhaltens vereinbart						Kontrolle des Zielverhaltens wird vereinbart
Mitarbeiter ist uneinsichtig:						
Vorgesetzter zeigt Verärgerung						Vorgesetzter versucht, sich auf Störverhalten zu konzentrieren
Suche nach Schuldzuweisung						Suche nach Lösungen
Lösungssuche liegt beim Vorgesetzten						Lösungssuche liegt beim Mitarbeiter
keine Kontrolle des Zielverhaltens vereinbart						Zielverhalten wird vereinbart

Bitte schätzen Sie Ihr Verhalten nach einem Kritikgespräch ein. Sie erhalten so ein Gefühl dafür, mit welchem Mitarbeiter Sie nach eigener Einschätzung eher offen umgehen und mit welchem Ihnen dies noch schwerfällt.

☞ **Mögliche Antworten zur Fallstudie**

Ursachen für das Kritikgespräch:

1. Einstellung der Stationsleiterin …
   – Hält die Pflegedienstleiterin für kleinlich, weil sie die genaue Kontrolle der Dienstpläne für überzogen hält.
2. Einstellung der Pflegedienstleitung …
   – Hält die Stationsleitung für unfähig, weil sie nicht in der Lage ist, einen fehlerfreien Dienstplan zu erstellen.
3. Welche Gesprächsstrategien lassen sich aus diesen Ursachen ableiten?
   – Beide entwickeln eine kompetitive (wettbewerbsorientierte) Strategie nach dem Motto: Wer hat recht? Wer ist besser?
   – Konstruktive Gesprächsstrategien wären eher durch ein Gespräch über die unterschiedliche Sichtweise geprägt, während
   – destruktive Strategien im Kritikgespräch eher davon ausgehen, daß der andere kleinlich und unfähig ist. Diese Art der Unfähigkeitszuschreibung steigert die Antipathie, so daß Trennendes betont wird. Beide Parteien werden zur Abgrenzung neigen und dem anderen dann Fehler zuschreiben.
4. Wie ist das Verhalten der beiden zu beschreiben?
   – Konstruktives Verhalten ist eher durch die Lösung des Konfliktes geprägt, d. h. man glaubt, daß der andere fähig ist, ein Problem zu lösen. Aus dieser Sichtweise entwickelt sich ein eher zufriedenes und verständnisvolles Verhalten.
   – Destruktives Verhalten führt dagegen zum Aufbauschen jeder Kleinigkeit, die anders ausgeführt wurde, als man das selber gerne möchte. Dies führt zu vielen kleinen Einzelkonflikten, die dann nur einen Ausweg zeigen, ein Kritikgespräch zu führen.
5. Wie sieht die zukünftige Zusammenarbeit aus?
   – Konstruktives Verhalten ist eher darauf bedacht, Fehler als Herausforderung zu betrachten. Fehler sind also dazu da, in Zukunft etwas besser oder anders zu machen.
   – Das heißt, die zukünftige Zusammenarbeit ist darauf gerichtet, Fehler nicht zu vertuschen, sondern zu reflek-

tieren und damit in Zukunft zu vermeiden.

– Destruktives Verhalten im Kritikgespräch führt dazu, dem anderen Fehler nachzuweisen. Das bedeutet, daß ständige Kontrollen durchgeführt werden müssen, damit einem ja kein Fehler entgeht. Das Klima ist dann eher von Mißtrauen geprägt. Die Mitarbeiter werden in diesem Klima versuchen, Fehler zu verdecken.

– Die auszuführenden Arbeiten werden dann nicht mehr als gemeinsame Aufgabe angesehen, sondern eher so, das ist meine Aufgabe, das ist Ihre Aufgabe. Dieses Verhalten führt zu größerer Gereiztheit und zur Ausweitung von Konflikten.

Persönliches Problemgespräch

Aufbau eines persönlichen Problemgespräches

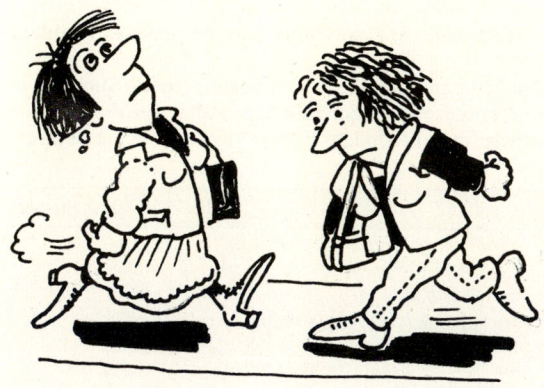

Die Bereitschaft, auf den anderen einzugehen, ist die **Ziele** Grundvoraussetzung für ein hilfreiches Gespräch, in dem es darum geht zu klären, was die Zusammenarbeit zwischen Vorgesetztem/Mitarbeiter oder Mitarbeiter/Mitarbeiter stört. Zunächst geht es darum herauszufinden, worin das Problem genau besteht (Muccielli 1972, Vopel u. Kirsten 1977, Weber 1981, Schulz v. Thun 1988, Pfützner 1989, Kirchner 1992, Leymann 1993).

Es gibt akzeptable und nichtakzeptable Verhaltenswei- **Probleme** sen, die den Umgang miteinander kennzeichnen. In einer Vertrauenskultur kann ein Mitarbeiter eher zugeben, daß er ein persönliches Problem hat, das ihn stark beschäftigt. Führt diese erhöhte Selbstaufmerksamkeit zu mangelnder Konzentration und erhöhter Bereitschaft, Fehler zu machen, ist ein Gespräch über dieses Problem unerläßlich.

Die Form der Hilfe, die in einem offenen, klärenden Gespräch geleistet wird, beruht darauf, daß Sie es einem anderen Menschen ermöglichen, sich auszusprechen. Sie geben ihm damit die Möglichkeit, seine Erlebnisse und

Gefühle näher kennenzulernen und anzunehmen. An den Sachverhalten, die für den Gesprächspartner zum Problem geworden sind, können Sie nur teilweise etwas ändern.

Die Verhaltensweisen, die sich durch das persönliche Problem störend auf den Ablauf innerhalb des Betriebes beziehen, können angesprochen werden, die persönlichen Anteile des Problems muß der Problemträger für sich alleine lösen. Verständnis und aktives Zuhören können Hilfen sein, mehr jedoch nicht.

☞ **Fallstudie 8: Frau Simon hat ein privates Problem**

Eine Mitarbeiterin, die Altenpflegerin Heike Simon, will ihrer Vorgesetzten, der Pflegedienstleiterin Frau Ursula Ludwig, eine besondere Bitte vortragen. Sie hat in ihrem

		Gefühle / Empfindungen
1. Simon	(klopft an die Tür der Pflegedienstleiterin und tritt ein).	
2. Ludwig	Ja, was gibt's?	
3. Simon	Ich muß sofort acht Tage Urlaub nehmen. Ich habe Schwierigkeiten mit meinem Mann und sehe keine andere Möglichkeit, als …	
4. Ludwig		(denkt: Sie weiß genau, wieviel wir zu tun haben. Da sieht man mal wieder, Privatangelegenheiten gehen vor. Kein Interesse an der Arbeit, kein Verständnis für mich!)
5. Simon	… daß ich mich einige Tage ganz ihm widme. Ich möchte gleich heute vor der Mittagspause weggehen.	
6. Ludwig	Das geht doch nicht: Frau Wohlgemut ist noch im Urlaub, und Frau Feierabend ist krank.	
7. Simon		(denkt: Hat Sie denn gar nicht hingehört? Kapiert sie denn nicht, daß es um meine Ehe geht und nicht um einen Erholungsurlaub?!) Es ist mir sehr wichtig, ich muß die Woche frei haben.
8. Ludwig		(denkt: Sehr wichtig, so so! Sie ist aber nicht wichtiger als jeder andere hier. Bevorzugte Behandlung gibt's bei mir nicht. Das werde ich ihr zeigen!) Jetzt sind wir sowieso schon durch Krankheiten und Mutterschaftsurlaube geschwächt! Das geht jetzt eben nicht

	Gefühle / Empfindungen
9. Simon	(denkt: krank, krank, krank ..., weiter hat sie nichts im Kopf! Der werd ich's beweisen, daß sie mich nicht herum-kommandieren kann – morgen bin ich auch erst einmal krank.) Sie wollen mich nicht verstehen!
10. Ludwig	Ich habe den Urlaubsplan genau und gerecht ausgearbeitet, den wird mir keiner umwerfen. Sie sind in vier Wo-chen dran, und so lange werden Sie warten!
11. Simon	Es geht nicht um meinen Erholungsur-laub, können Sie das denn nicht be-greifen? Ich stecke in einer persönli-chen Notlage, Sie müssen mir sofort frei geben!
12. Ludwig	Nein, das kann ich jetzt nicht! Haben Sie denn nicht zugehört?
13. Simon	Verläßt, die Türe knallend, den Raum und murmelt leise vor sich hin: Die hat was gegen mich!

Privatleben Probleme, die zur Zeit in ein kritisches Sta-
dium geraten sind. Sie hofft, sie in einer Urlaubswoche
lösen zu können.

Ihre Station befindet sich personalmäßig gerade in einem Engpaß, so daß es jetzt fast unmöglich ist, auf ihre
Mitarbeit zu verzichten. Frau Simon ist ihr Anliegen aber
so wichtig, daß sie sich an ihre Vorgesetzte wendet.

☞ **Fragen zur Fallstudie 8**

1. Welche Gefühle und Empfindungen werden in diesem
   Beziehungskonflikt nicht berücksichtigt?
2. Begründen Sie, warum Frau Ludwig und Frau Simon
   sich falsch verhalten haben.
3. Wie könnte man durch dialogische Kommunikation
   und richtiges Feedback einen positiven Gesprächsverlauf herbeiführen?

Wie bereite ich ein persönliches Problemgespräch vor?

Ein persönliches Problemgespräch kann in der Regel nicht vorbereitet werden, da es sich um aktuelle Probleme handelt, die oft aus der Sicht des Betroffenen keinen Aufschub erlauben (Argyle 1972, Harris 1973, Willig 1983, Haynes 1987, Forgas 1992).

Wie führe ich ein persönliches Problemgespräch?

Geduld

Die Probleme der Menschen sind wie Zwiebeln – sie bauen sich in Schichten auf. Erst nachdem die äußeren Schichten abgeschält sind, stößt man auf das eigentliche Kernproblem.

Wenn jemand einem anderen helfen will, sein Problem besser zu verstehen und zu lösen, dann muß er die Bereitschaft zur Geduld haben. Manche Menschen werden ungeduldig und unruhig, wenn der Gesprächspartner nicht sofort sein Problem schildert und nach Möglichkeit schon Lösungen im Hinterkopf hat. Man selbst würde dieses Problem mit Leichtigkeit lösen. Wir müssen jedoch bedenken, daß dies dem anderen nicht möglich ist, weil er eben noch nicht alle seine Gedanken, Gefühle und Widerstände gegen eine Lösung des Problems hat klären können und deswegen die Zeit für ihn noch nicht reif ist.

Fördernde Reaktionsweisen

Fördernde Reaktionsweisen sind alle Reaktionen, die dem Gesprächspartner vermitteln, daß seine Gedanken und Gefühle verstanden, akzeptiert und nichtwertend gehört und aufgenommen werden. Aktives aufmerksames und akzeptierendes Zuhören helfen dem Gesprächspartner, sein Problem in Worte zu fassen und damit einer Lösung auch näher zu kommen.

Hemmende Reaktionsweisen

Hemmende Reaktionsweisen sind alle Reaktionen, die dem Gesprächspartner vermitteln, daß er diese Gefühle, Vorstellungen usw. nicht haben darf. Zeigt man dem Gesprächspartner Gefühle, die Unterlegenheit und Bedeutungslosigkeit vermitteln, dann ist das Gespräch sehr schnell zu Ende, das Problem jedoch für keinen der beiden Gesprächspartner zufriedenstellend gelöst. Dies zeigt auch das Fallbeispiel, wo Frau Simon und Frau Ludwig einander überhaupt nicht zugehört haben, geschweige denn, sich in die problematische Situation der anderen hineingedacht haben. Das Problem wird den Mitarbeiter weiter intensiv

beschäftigen und seine Aufmerksamkeit auf nicht-be-
triebsbezogene Aspekte lenken.

Für betriebliche Belange kann das Verhalten von Perso-   **Problemträger**
nen in einem Feld eingezeichnet werden, in dem der Vorgesetzte akzeptable und nichtakzeptable Verhaltensweisen
eines Mitarbeiters eintragen und kennzeichnen kann.
Meist sind einige Verhaltensweisen, wenn sie durch das
persönliche Problem des Mitarbeiters ausgelöst werden,
wie folgt zu kennzeichnen (Gordon 1979):

a

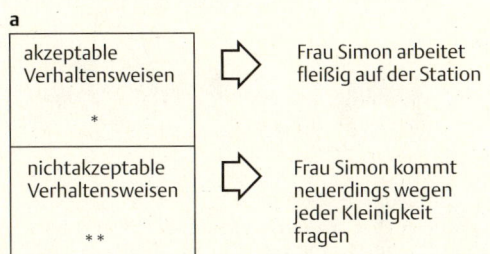

Beide Verhaltensweisen lassen sich in diesem Feld   **Akzeptables Ver-**
durch * kennzeichnen. Die Trennungslinie ist dabei flexi-   **halten**
bel, d. h. es gibt Tage, an denen der Bereich ** größer ist,
weil Frau Simon (oder Sie selber) einen schlechten Tag hat,
oder umgekehrt, nimmt der Bereich * breiten Raum ein,
weil Sie und Frau Simon mit sich und ihrer Arbeit zufrieden sind.

Es gibt Verhaltensweisen, die anzeigen, daß man selber   **Problem**
ein Problem hat, weil eigene Bedürfnisse (z. B. ungestört   **als Störung**
arbeiten zu können) nicht befriedigt werden, oder Verhaltensweisen, die zeigen, daß andere ein Problem haben
(z. B. sich von der Arbeit gefordert fühlen und daher ständige Rückmeldung beanspruchen), weil Bedürfnisse nach
Anerkennung der Leistung nicht erfüllt werden.

Problemlösungen richten sich danach, wer im Besitz des   **Problemlösungen**

b

| Der andere besitzt das Problem | ⟹ | Problemlösung durch Erkennen der Bedürfnisse der anderen |

Problems ist, das bedeutet, daß hier unterschiedliche Techniken zur Problemlösung notwendig sind. Das folgende
Beispiel soll verdeutlichen, welche Problemlösungsstrate-
gie jeweils anwendbar ist.

Problemfreie Zone	
Ich besitze das Problem	⇨ Problemlösung durch Erkennen der eigenen Bedürfnisse

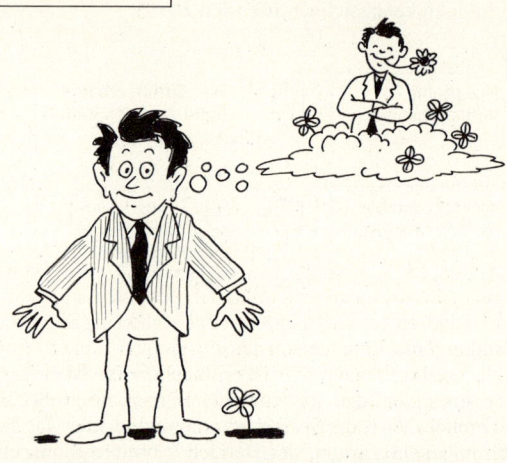

Der Mitarbeiter hat ein Problem (nach Gordon 1979)	Sie haben ein Problem
Sie sind Hörer	Sie sind Sender
Sie beraten	Sie beeinflussen
Sie wollen dem anderen helfen	Sie wollen sich selbst helfen
Sie sind Resonanzboden	Sie wollen Resonanz haben
Sie erleichtern dem anderen, eine eigene Lösung zu finden	Sie haben das Bedürfnis, selbst eine Lösung zu finden
Sie können sich damit begnügen, die Lösung des anderen zu akzeptieren. Sie müssen nicht mit ihr zufrieden sein	Die Lösung muß Sie befriedigen
Sie sind in erster Linie an den Bedürfnissen des anderen interessiert	Sie sind in erster Linie an Ihren eigenen Bedürfnissen interessiert
Sie sind passiver	Sie sind bestimmend

Wenn der andere das Problem besitzt, verwenden Sie überwiegend Beratungstechniken, um an den Kern des Problems zu gelangen. Wenn Sie das Problem selber besitzen, müssen Sie Selbstbehauptungstechniken verwenden, um ihre eigenen Bedürfnisse zu befriedigen. Für viele Menschen ist es jedoch schwer, Leuten entgegenzutreten, deren Verhalten ein Problem für sie bedeutet. Als Beratungstechnik bietet sich die Methode des aktiven Zuhörens an.

Beratungstechniken

Schon die Tatsache, daß Mißverständnisse in der zwischenmenschlichen Kommunikation durch aktives Zuhören verringert werden können, ist ein Grund, sich hiermit näher zu beschäftigen. Voraussetzung für aktives Zuhören ist zunächst ein Klima, in dem persönliche Anteilnahme und Verständnis für den anderen herrscht. Aktiv zuhören bedeutet, die Argumente des anderen auf sich wirken zu lassen und zu versuchen, seine Problemsicht nachzuvollziehen und den anderen in seiner Persönlichkeit zu akzeptieren. Der Versuch, die Problemsicht des anderen zu verstehen, heißt nicht, daß man mit dieser Ansicht einverstanden ist, sondern nur, daß man versucht, sich in die Situation des anderen hineinzuversetzen.

Mißverständnisse klären

Ziel des aktiven Zuhörens ist es, zum Kernproblem vorzudringen, indem das Problem des anderen durch Worte, die die eigenen Gefühle in dieser Sache aufzeigen, oder die Problemsicht, die der andere hat, wiedergegeben, noch einmal in Worte gefaßt und zurückgespiegelt werden. Folgende sprachliche Möglichkeiten (Mucchielli 1972, Weber 1981) bieten sich hierfür an, und zwar drei Arten von Wiederholungen:
– das Aufgreifen einiger Worte oder eines Satzes,
– die sinngemäße Wiedergabe des Gesagten und
– das Verbalisieren von Gefühlen.

Kernproblem erfassen

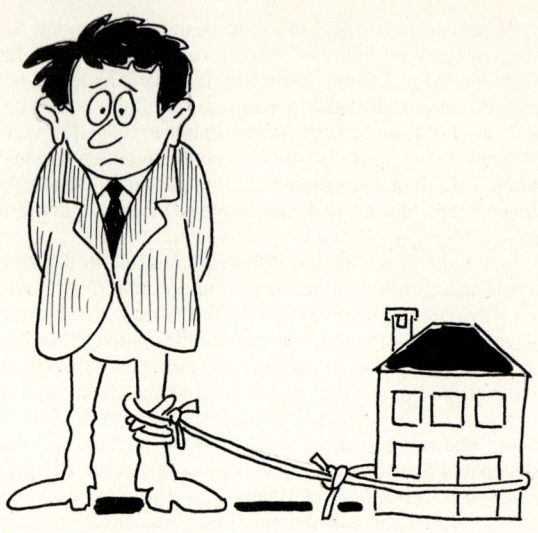

☞ **Fallstudie 9: Frau Müller macht früher Schluß
(nach Gordon 1979)**

Herr Meyer	Frau Müller, ich habe Sie rufen lassen, weil ich ein Problem habe. Nachdem wir über die Frage des Betriebsendes der täglichen Arbeitszeit gesprochen haben, dachte ich, daß Sie verstanden hätten, daß Sie nicht vor sechs Uhr gehen können. Gestern habe ich Sie schon um halb sechs aus dem Haus gehen sehen.
Frau Müller	Ich habe mich verzweifelt bemüht, nicht vor halb sechs zu gehen. Bis zu dem Notfall gestern habe ich mich auch an die Regelung gehalten.
Herr Meyer	Hört sich an, als wäre gestern etwas Besonderes gewesen.
Frau Müller	Am Nachmittag rief mein Nachbar an, der mich immer mit nach Hause nimmt. Er sagte, er müsse pünktlich um halb sechs los. Wenn ich dann nicht auf der Straße stünde, müsse er ohne mich fahren.
Herr Meyer	Da saßen Sie schön in der Klemme, nicht?

Frau Müller	Das kann ich Ihnen sagen! Als er einmal krank war, habe ich den Bus genommen. Ich habe anderthalb Stunden für den Heimweg gebraucht.
Herr Meyer	Das wollten Sie gerne vermeiden?
Frau Müller	Wenn ich mit dem Nachbarn fahre, dauert es nur eine halbe Stunde.
Herr Meyer	So saßen Sie zwischen zwei Stühlen. Entweder Sie verpaßten Ihren Nachbarn oder Sie hielten sich an die Vorschrift.
Frau Müller	Ja, und ich habe den ganzen Nachmittag nach Ihnen gesucht. Ich vermute, Sie waren unterwegs, weil ich Sie nicht finden konnte.
Herr Meyer	Sie hofften, ich würde Ihnen gestatten, früher zu gehen?
Frau Müller	Ich bin davon ausgegangen.
Herr Meyer	Offensichtlich lag Ihnen viel daran, nach Hause zu kommen und Ihre Mitfahrgelegenheit nicht zu versäumen. Auch wenn es bedeutete, daß Sie gegen die Vorschrift verstoßen mußten.
Frau Müller	Nun, das war ein Notfall, der nur ganz selten eintritt. Ich kann mir nicht vorstellen, daß ein paar Minuten so wichtig sind. Ich fange manchmal zwanzig Minuten früher an.
Herr Meyer	Ich verstehe das. Sie sind immer pünktlich da. Aber die Arbeit auf der Station ist nun einmal wichtig. Wenn nun ein Notfall eintritt, ist niemand da, der qualifiziert helfen kann.
Frau Müller	Ich glaube nicht, daß es noch einmal vorkommen wird. Zumindest nur ganz selten.
Herr Meyer	Das habe ich nach unserem letzten Gespräch auch gedacht. Doch dann ist etwas dazwischen gekommen, und es ist wieder passiert.
Frau Müller	Ich habe ihm (meinem Nachbarn) damals gesagt, er soll bis sechs Uhr warten. Das macht er auch im allgemeinen. Nur gestern ging es nicht. Aber er hat mir wenigstens Bescheid gesagt.
Herr Meyer	Sehen Sie irgendeine Möglichkeit, eine Wiederholung in Zukunft zu vermeiden? Denn wenn auf der Station keine exami-

nierte Pflegekraft ist, dann weiß ich nicht, was wir machen sollen.

Frau Müller
Ich könnte dafür sorgen, daß Sie es erfahren, wenn ich früher gehe – für den Fall, daß mein Nachbar früher nach Hause muß.

Herr Meyer
Das ist keine befriedigende Lösung für mich. Ich glaube nicht, daß ich mich damit einverstanden erklären kann. Ich meine nicht, daß ich Sie in solchen Fällen früher gehen lassen kann.

Frau Müller
Auch nicht zehn oder fünfzehn Minuten?

Herr Meyer
Nicht aus diesem Grund. Wir sollten versuchen, zu einer Löung zu kommen, mit der Sie und ich zufrieden sind.

Frau Müller
Vielleicht muß ich an solchen Tagen den Bus nehmen.

Herr Meyer
Sie könnten also den Bus nehmen, wenn es nötig ist.

Frau Müller
Jedoch finde ich, die zwanzig Minuten sind teuer bezahlt, abgesehen von den Kosten für die Busfahrt. Diese Vorschrift scheint mir unsinnig zu sein.

Herr Meyer
Sie finden, daß Sie die Vorschrift ruhig einmal übertreten können, wenn Sie sich die meiste Zeit über an sie halten?

Frau Müller
Ja, das finde ich.

Herr Meyer
Stellen Sie sich vor, alle Mitarbeiter würden so denken wie Sie, dann verginge kein Tag, ohne daß einige Leute eher gehen würden. Davon abgesehen, daß ein ordnungsgemäßer Ablauf in unserem Heim dann gar nicht mehr möglich wäre.

Frau Müller
Da haben Sie auch recht. Vielleicht kann ich jemanden hier bei uns finden, der mich an diesen Tagen mit nach Hause nimmt. Es würde mir nichts ausmachen, wenn ich den letzten Teil des Weges zu Fuß gehen müßte.

Herr Meyer
Ich glaube, daß wir so das Problem lösen können. Herr Schuster aus der Verwaltung kann Ihnen bei der Suche vielleicht behilflich sein.

Frau Müller
In Ordnung! Ich gehe sofort bei Herrn Schuster vorbei. Vielen Dank für Ihr Verständnis.

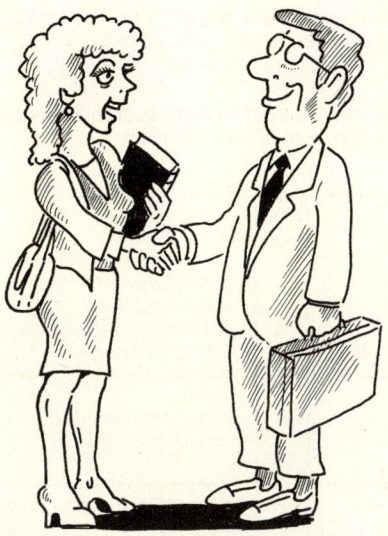

Das Problem liegt in der nicht zu akzeptierenden Verhaltensweise von Frau Müller, einfach früher nach Hause zu gehen. Herr Meyer muß nun versuchen, eine Problemlösung anzustreben, die für beide akzeptierbar ist. Um die Motive von Frau Müller zu erfahren, verwendet er die Methode des aktiven Zuhörens. Die Initiative, eine Lösung des Problems zu finden, liegt hier immer bei Frau Müller (ich könnte den Bus nehmen ...).

Aktives Zuhören

Eine Veränderung des Verhaltens von Frau Müller wird dadurch erreicht, daß Herr Meyer seine Bedürfnisse ausdrückt (das ist keine Lösung; geordneter Geschäftsablauf; Servicequalität für die Kunden) und damit seine Haltung eindeutig und nachdrücklich mitteilt.

Eigene Bedürfnisse

Darüber hinaus macht er deutlich, daß das Problem (die lange Heimfahrt) von Frau Müller gelöst werden muß. Er macht das Problem nicht zu seinem eigenen, denn dann müßte er Lösungsvorschläge machen, die vom Problemträger meist als indiskutabel abgelehnt werden.

Die Akzeptanz bei der Problemlösung ist dann am größten, wenn man selber eine Lösung vorschlagen kann. Macht man das Problem des anderen zu seinem eigenen, führt das zu einer Erwartungshaltung, die der andere meist gar nicht erfüllen kann. Die Verantwortung für die Problemlösung sollte immer von dem Problemträger übernommen werden.

Wie verhält man sich am besten bei persönlichen Anliegen von Mitarbeitern:

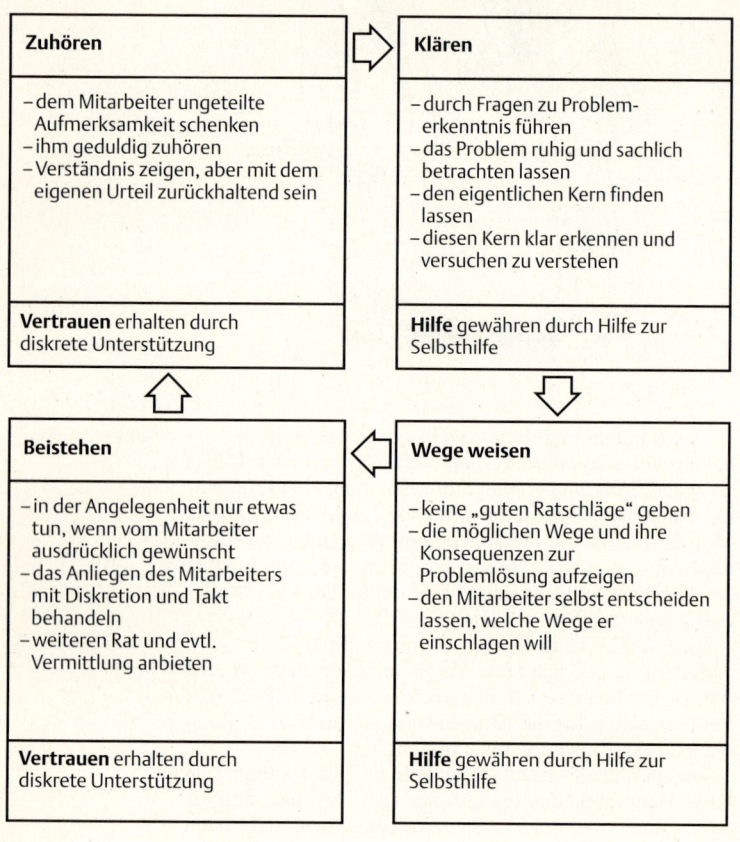

Zuhören

– dem Mitarbeiter ungeteilte Aufmerksamkeit schenken
– ihm geduldig zuhören
– Verständnis zeigen, aber mit dem eigenen Urteil zurückhaltend sein

Vertrauen erhalten durch diskrete Unterstützung

Klären

– durch Fragen zu Problemerkenntnis führen
– das Problem ruhig und sachlich betrachten lassen
– den eigentlichen Kern finden lassen
– diesen Kern klar erkennen und versuchen zu verstehen

Hilfe gewähren durch Hilfe zur Selbsthilfe

Beistehen

– in der Angelegenheit nur etwas tun, wenn vom Mitarbeiter ausdrücklich gewünscht
– das Anliegen des Mitarbeiters mit Diskretion und Takt behandeln
– weiteren Rat und evtl. Vermittlung anbieten

Vertrauen erhalten durch diskrete Unterstützung

Wege weisen

– keine „guten Ratschläge" geben
– die möglichen Wege und ihre Konsequenzen zur Problemlösung aufzeigen
– den Mitarbeiter selbst entscheiden lassen, welche Wege er einschlagen will

Hilfe gewähren durch Hilfe zur Selbsthilfe

Was kann ich tun?

Bei persönlichen Problemgesprächen ist es wichtig, zunächst bestimmte, wenig hilfreiche Gesprächsverhaltensweisen zu vermeiden. Hierzu gehören die im folgenden von Gordon (1979) zusammengestellten Reaktionen (Kommunikationsfällen), die er als Sperren für Problemlösungsprozesse bezeichnet.

Kommunikationsfallen

1. *Befehlen, anordnen, auffordern*
   Sie müssen das tun! Ich erwarte von Ihnen, daß Sie dies tun! Hören Sie auf damit!
   Gehen Sie sich bei ihr entschuldigen!
2. *Warnen, mahnen, drohen*
   Sie hätten besser dies oder das getan! Wenn Sie das nicht getan hätten, wäre …!
   Das hätten Sie besser unterlassen! Ich warne Sie, wenn Sie das tun!
3. *Moralisieren, predigen, beschwören*
   Sie sollten das tun! Das sollten Sie versuchen! Sie sind verpflichtet, es zu tun!
   Ich wünsche, daß Sie es tun! Ich bitte Sie, es zu tun!
4. *Beraten, Vorschläge machen, Lösungen liefern*
   Nach meiner Auffassung sollten Sie dies oder das tun! Wenn Sie mich fragen …!
   Es wäre am besten für Sie, wenn Sie …!
   Warum versuchen Sie es nicht einmal auf andere Art? Die beste Lösung ist …!
5. *Durch Logik überzeugen, Vorträge halten, Gründe anführen*
   Sind Sie sich darüber im klaren, daß …? Die Tatsachen sprechen dafür, daß …!
   Lassen Sie mich die Fakten darlegen! So wäre es richtig!
6. *Urteilen, kritisieren, widersprechen, Vorwürfe machen*
   Sie handeln töricht! Sie sind auf dem falschen Weg! Sie haben es falsch gemacht!
   Sie haben unrecht! Wie dumm von Ihnen, so etwas zu sagen!
7. *Loben, zustimmen, schmeicheln*
   In der Regel haben Sie ein sicheres Urteil. Sie sind ein intelligenter Mensch.
   Sie haben große Fähigkeiten. Sie haben enorme Fortschritte gemacht. Bisher haben Sie es immer geschafft.
8. *Beschimpfen, lächerlich machen, beschämen*
   Sie arbeiten nachlässig. Sie können keinen klaren Gedanken fassen.

Sie reden, als hörten Sie das erste Mal von der Sache. Sie stellen sich wirklich töricht an!

9. *Interpretieren, analysieren, diagnostizieren*
Sie sind eifersüchtig. Das sagen Sie, weil Sie ärgerlich sind. Was Sie wirklich brauchen, ist …!
Sie haben Autoritätsprobleme. Sie wollen Eindruck schinden. Sie sind ein bißchen paranoid.

10. *Beruhigen, Sympathie äußern, trösten, aufrichten*
Morgen werden Sie anders darüber denken. Es wird schon besser werden.
Die Dinge sehen immer schlimmer aus, als sie sind.
Auf Regen folgt Sonnenschein.
Nehmen Sie sich das doch nicht so zu Herzen. So schlimm ist es doch gar nicht.

11. *Forschen, fragen, verhören*
Warum haben Sie das getan? Wie lange sind Sie schon dieser Auffassung?
Was haben Sie getan, um eine Lösung zu finden? Haben Sie es mit irgend jemand besprochen?
Wann sind Sie sich dieser Einstellung bewußt geworden? Wer hat Sie beeinflußt?

12. *Ablenken, ausweichen, aufziehen*
Das hat doch auch sein Gutes. Kommen Sie erst einmal wieder zu sich, bevor Sie sich darüber Gedanken machen. Lassen Sie uns zum Essen gehen und es vergessen. Das erinnert mich an die Zeit, als …! Sie haben vielleicht Probleme.

In diesen zwölf Kategorien drücken sich Hörerantworten aus, die in der Absicht geäußert werden, den anderen zu verändern, weil man selber am besten weiß, wie das Problem gelöst wird. Derjenige, der bei einem Problem Hilfe braucht, liest aus diesen Äußerungen indirekt „du bist nicht okay". Ein Gespräch, in dem eine direktive Beratung erfolgt, nimmt dem Problemträger nicht nur die Verantwortung für sich ab, sie macht ihn auch abhängig von anderen Personen, die ihm gefälligst eine Lösung produzieren sollen.

Eine gleichberechtigte Kommunikation liegt in diesen Fällen nicht vor, da die Lösung immer von der Person ausgeht, die sich überlegen fühlt oder Macht ausübt. Das Arbeitsklima ist in diesen Fällen eher von Kontrolle, Abwehr und Widerstand geprägt, weil Veränderungen überwiegend durch Machtausübung herbeigeführt werden. Wer seinem Partner nicht seine Überzeugung aufdrängen, sondern sie ihre Überzeugung finden lassen will, muß weniger argumentativ als fragend vorgehen.

Beispiele für Kommunikationsfallen

Sind Sie der Meinung, daß das neue Dokumentationssystem besser ist als das alte?
Haben Sie jetzt gesagt, daß das alte Dokumentationssystem besser ist als das neue?
Sie haben doch gesagt, das alte Dokumentationssystem ist besser als das neue!?
Diese drei Fragen charakterisieren ein Frageverhalten, das eher beherrschend, mißtrauisch und fremdbestimmend ist (Birkenbihl 1986, Sahm 1979). Die folgende Übersicht zur Fragemethodik veranschaulicht die Wirkung dieser drei Fragetypen, die für direktive Kommunikationssituationen charakteristisch ist:

Frageform	Frageansatz	Frageverhalten	Fragewirkung
Geschlossene Frage	Sagen Sie, ist ...?	beherrschend	einschüchternd
Fangfrage	Haben Sie jetzt gesagt, ...	mißtrauisch	klimazerstörend
Suggestivfrage	Sie haben doch gesagt,	fremdbestimmt	Unterstellung

Geschlossene Fragen lassen keine Wahlmöglichkeiten bei der Beantwortung übrig. Sie sind bei der Ermittlung von Fakten zwar sehr nützlich, haben jedoch bei Problemlösungsgesprächen eher den Nachteil, daß die Gesprächssteuerung durch den Frager erfolgt. Die Ursachen für Probleme stehen schon im voraus fest, da der Frager seiner Problemdeutung bestätigt haben möchte. Diese Form der Frage ist meist nur mit ja oder nein zu beantworten und schüchtert eher den Problemträger ein und führt dazu, daß der Problemträger seine Problemsicht nicht darstellt.

Bei Problemlösungsgesprächen kann diese Form des Gesprächs als Verhör empfunden werden, in dem eine echte Problemlösung gar nicht möglich ist. Sie setzt vielmehr den Problemträger unter Druck, weil eine vorgefaßte Meinung existiert und er nicht die Möglichkeit hat, diese

Geschlossene Fragen

Problemdeutung als falsch zu kennzeichnen. Werden dann noch Ratschläge zur Lösung vorgetragen, ist der nächste Konflikt eigentlich schon programmiert.

Fangfrage

Die Fangfrage unterstellt dem Gesprächspartner eine bestimmte Problemsicht und dient dazu, den anderen in eine Falle zu locken. Es ist eine eher von Mißtrauen geprägte Gesprächsatmosphäre und fordert vom Gesprächspartner eine Geständnisbereitschaft, die das Vertrauensklima zerstört.

Suggestivfrage

Ähnlich wie die Fangfrage hat die Suggestivfrage meist einen manipulativen Charakter. Man hofft, daß der andere dieser Meinung zustimmt, d. h., man beeinflußt das Gespräch (Suggestion), ohne daß der andere sich dessen bewußt wird.

Diese drei Frageformen schaden mehr, als daß sie nutzen. Hilfreiche Fragen im Gespräch sind eher partnerzentriert, sie nehmen den Gesprächspartner in seiner Meinung ernst und versuchen zu verstehen, warum er eine bestimmte Auffassung vertritt. Eine nichtdirektive Vorgehensweise läßt sich daher durch offene, reflektierende oder richtungsweisende Fragen charakterisieren.

Fragemethodik der nicht-direktiven Gesprächsführung

Frageform	Frageansatz	Frageverhalten	Fragewirkung
Offene Frage	Was sagen Sie dazu?	parnterschaftlich	befreiend
Reflektierende Frage	Habe ich Sie richtig verstanden, meinen Sie daß …?	vertrauend	klimaverbessernd
Richtungweisende Frage	Sie meinen demnach, daß	gemeinsame Lösungssuche	selbstbestimmend

Offene Frage

Die offene Frage kann nicht einfach mit ja oder nein beantwortet werden. Es ist eine Frage, die den Gesprächspartner ermutigt, seine persönliche Überzeugung darzulegen und offen über Probleme zu reden. Der Problemträger bestimmt, was er sagen will und in welchem Umfang er dies tun will. Die Verantwortung liegt ganz bei ihm. Eine offene Frage kann befreiend wirken, weil keinerlei Sanktionen bei unterschiedlichen Vorstellungen erfolgen dürfen. Die Akzeptanz des Partners in seiner Sichtweise ist wesentliches Element einer partnerschaftlichen nichtdirektiven Gesprächsführung.

Die anschließende Übung soll Ihnen dabei helfen, Ihr Frageverhalten in Problemlösungsgesprächen zu trainieren.

Frage-Quiz

Übungsbogen: Quiz über Frageformen (S. 112)

a = direkte Fragen, b = direkt-suggestive Fragen, c = Alternativfragen, d = offene Fragen (Auflösung S. 116 ff)

Damit Sie Ihr Selbst- und Fremdbild in solchen schwierigen Gesprächssituationen besser einschätzen lernen, sollen Sie nach einem solchen Gespräch den obigen Fragebogen zur Hand nehmen und Ihr Verhalten für diese Situation einschätzen. In einer Trainingsgruppe kann dies natürlich durch die Rückmeldungen der anderen Gruppenmitglieder erfolgen.

		a	b	c	d
1	Ist das nicht ein schöner Tag heute?				
2	Haben Sie einen Einweisungsschein dabei?				
3	Wie fühlen Sie sich?				
4	Waren Sie schon mal in einem Krankenhaus?				
5	Wie ist es Ihnen dort ergangen?				
6	Was hat Ihnen denn Ihr Hausarzt gesagt, was hier mit Ihnen gemacht wird?				
7	Hat Ihnen das Essen geschmeckt?				
8	Welche Beschwerden haben Sie?				
9	Wollen Sie nicht doch schon aufstehen? Wie stellen Sie sich das weitere denn vor?				
10	Ist Schwester Erna nicht nett?				
11	Sie wollen sich nicht operieren lassen, warum eigentlich nicht?				
12	Haben Sie diese Bedenken schon lange?				
13	Wollen Sie Tabletten, oder sollen wir Ihnen eine Spritze geben?				
14	Was geht Ihnen denn so durch den Kopf, daß Sie nicht schlafen können?				
15	Das ist doch eine Zumutung, nicht wahr?				
16	Na, Oma, geht's uns denn nicht schon viel besser?				
17	Sie wollen noch nicht nach Hause gehen, was hindert Sie daran?				
18	War das jetzt Ihre Frau oder Ihre Tochter?				
19	Warum wollen Sie denn nicht ins Altersheim?				
20	Werden Sie nun wohl schön brav ruhig sein, oder muß ich Sie anschnallen?				
21	Was hat man Ihnen denn gesagt?				
22	Sie sagten, das war sehr schlimm, vielleicht erzählen Sie mir mal mehr darüber …				
23	Sie wollen schon entlassen werden, wie stellen Sie sich das weitere dann vor?				
24	Wer hat Ihnen denn das verordnet?				

Selbsteinschätzungsbogen für Gespräche mit Mitarbeitern über persönliche Probleme

	Gar nicht	Geringfügig	Weiß nicht	Ein wenig	Ja / sehr
Konnte ich dem Mitarbeiter meine ungeteilte Aufmerksamkeit schenken?					
Habe ich Verständnis für seine Situation aufbringen können?					
Habe ich dem Mitarbeiter genügend Zeit gegeben, seine persönliche Einschätzung auszudrücken?					
Habe ich ihn sicherer gemacht?					
Konnte ich die Gefühle des Mitarbeiters spiegeln?					
Habe ich mit ihm Lösungsmöglichkeiten besprochen, die er realisieren kann?					
Habe ich ihm etwas versprochen, von dem ich nicht sicher bin, ob ich es auch einhalten kann? (Habe ich jetzt ein Problem?)					
Habe ich offen über Hilfsmaßnahmen mit ihm gesprochen?					
Habe ich einen zeitlichen Rahmen festgelegt (Überwindung des Problems)?					
Habe ich bei dem Mitarbeiter Zuversicht in seine Fähigkeiten geweckt?					
Wird der Mitarbeiter auch in Zukunft mit mir über seine Probleme reden?					
Bin ich mit dem Gesprächsverlauf zufrieden?					

Was hätte ich in diesem Gespräch besser machen können?

Zum Beispiel:
– Statements abgeben: die Gefühle des Mitarbeiters aussprechen, z. B. das bedrückt Sie.
– Spiegeln: das in Worte fassen, was der Mitarbeiter selber gesagt hat, dabei andere sprachliche Formulierungen verwenden.

- Signale: Immer nach einer Pause verbale / nonverbale Unterstützung geben.
- Vertiefende Fragen: (nach Gefühlen fragen: Was bedeutet Ihnen das?

☞ **Mögliche Reaktionen zur Fallstudie 8**

			Gefühle / Empfindungen / mögliche Interpretationen.
1.	Simon	(klopft an die Tür der Frau Ludwig und tritt ein)	Herzklopfen
2.	Ludwig	Ja, was gibt's?	Störung
3.	Simon	Ich muß sofort acht Tage Urlaub nehmen. Ich habe Schwierigkeiten mit meinem Mann und sehe keine andere Möglichkeit, als …	Druck, Probleme, sieht nur eine Lösung.
4.	Ludwig	(denkt: Sie weiß genau, wieviel wir zu tun haben. Da sieht man mal wieder, Privatangelegenheiten gehen vor. Kein Interesse an der Arbeit, kein Verständnis für mich!)	fühlt sich wegen der vielen kranken Mitarbeiter überfordert und verärgert.
5.	Simon	… daß ich mich einige Tage ganz ihm widme. Ich möchte gleich heute vor der Mittagspause weggehen.	Lösungsdruck, jetzt und sofort
6.	Ludwig	Das geht doch nicht: Frau Wohlgemut ist noch im Urlaub und Frau Feierabend ist krank.	fühlt sich auch unter Druck.
7.	Simon	(denkt: Hat Sie denn gar nicht hingehört? Kapiert sie denn nicht, daß es um meine Ehe geht und nicht um einen Erholungsurlaub?!) Es ist mir sehr wichtig, ich muß die Woche frei haben.	die andere ist nicht o. k., Versagen und Angst
8.	Ludwig	(denkt: Sehr wichtig, so so! Sie ist aber nicht wichtiger als jeder andere hier. Bevorzugte Behandlung gibt's bei mir nicht. Das werde ich ihr zeigen!) Jetzt sind wir sowieso schon durch Krankheiten, Mutterschaftsurlaube geschwächt! Das geht jetzt eben nicht.	Gerechtigkeit und Zufriedenheit, Ablehnung.
9.	Simon	(denkt: krank, krank, krank …, weiter hat sie nichts im Kopf! Der werd ich's beweisen, daß sie mich nicht herumkommandieren kann – morgen bin ich auch erst einmal krank) Sie wollen mich nicht verstehen!	Wut, Aggression

		Gefühle / Empfindungen / mögliche Interpretationen.
10. Ludwig	Ich habe den Urlaubsplan genau und gerecht ausgearbeitet, den wird mir keiner umwerfen. Sie sind in vier Wochen dran, und so lange werden Sie warten!	
11. Simon	Es geht nicht um meinen Erholungsurlaub, können Sie das denn nicht begreifen? Ich stecke in einer persönlichen Notlage, Sie müssen mir sofort frei geben!	die andere ist nicht o. k.
12. Ludwig	Nein, das kann ich jetzt nicht! Haben Sie denn nicht zugehört?	Antipathie und Frustration.
13. Simon	Verläßt, die Türe knallend, den Raum und murmelt leise vor sich hin: Die hat was gegen mich!	Antipathie und Frustration

☞ **Antworten auf die Fragen zur Fallstudie 8**

1. Welche Gefühle und Empfindungen werden in diesem Beziehungskonflikt nicht berücksichtigt?
   Keiner von beiden ist bereit, dem anderen zuzuhören und sein Problem zu akzeptieren. Das Problem wird von beiden Personen nicht gelöst, so daß beide Verlierer in diesem Gespräch sind.
   Frau Simon konnte ihr Anliegen nicht verständlich erklären und bekommt von Frau Ludwig nicht sofort frei. Frau Ludwig hat sich sehr gerecht gefühlt (Urlaubsplan), ist aber auch Verliererin in diesem Gespräch, weil Frau Simon sich vornimmt, eine Krankmeldung einzureichen. Frau Ludwig hat damit ihre Probleme noch verschärft, da sie nun sofort eine examinierte Pflegekraft auf die Station versetzen muß, was für sie zu einem erhöhten Zeitaufwand für die Suche oder Umbesetzung (Telefonate) führt.
   Die aggressive Entladung der Gefühle am Ende des Gespräches führt zwar bei beiden Gesprächspartnern zu einem kurzfristigen Gewinnergefühl, langfristig jedoch überwiegen die nachteiligen Folgen. Frau Ludwig muß sehr kurzfristig handeln, um einen Ersatz für Frau Simon zu finden, und Frau Ludwig wird sich überlegen, daß Frau Simon eine unzuverlässige Person ist, die Konflikte durch Krankmeldungen löst.

2. Wie könnte man durch dialogische Kommunikation und richtiges Feedback einen positiven Gesprächsverlauf herbeiführen?

Durch aktives Zuhören hätte Frau Ludwig die Gefühle von Frau Simon widerspiegeln können. Das hätte zu einer gefühlsmäßigen Entlastung beigetragen und den Blick für eine Kompromißlösung geöffnet.

Übungsbogen: Quiz über Frageformen

		a	b	c	d
1	Ist das nicht ein schöner Tag heute?		x		
2	Haben Sie einen Einweisungsschein dabei?	x			
3	Wie fühlen Sie sich?				x
4	Waren Sie schon mal in einem Krankenhaus?	x			
5	Wie ist es Ihnen dort ergangen?				x
6	Was hat Ihnen denn Ihr Hausarzt gesagt, was hier mit Ihnen gemacht wird?				x
7	Hat Ihnen das Essen geschmeckt?	x			
8	Welche Beschwerden haben Sie?				x
9	Wollen Sie nicht doch schon aufstehen? Wie stellen Sie sich das weitere denn vor?			x	
10	Ist Schwester Erna nicht nett?		x		
11	Sie wollen sich nicht operieren lassen, warum eigentlich nicht?				x
12	Haben Sie diese Bedenken schon lange?				
13	Wollen Sie Tabletten, oder sollen wir Ihnen eine Spritze geben?				
14	Was geht Ihnen denn so durch den Kopf, daß Sie nicht schlafen können?				x
15	Das ist doch eine Zumutung, nicht wahr?	x			
16	Na, Oma, geht's uns denn nicht schon viel besser?		x		
17	Sie wollen noch nicht nach Hause gehen, was hindert Sie daran?				x
18	War das jetzt Ihre Frau oder Ihre Tochter?			x	

		a	b	c	d
19	Warum wollen Sie denn nicht ins Altersheim?				x
20	Werden Sie nun wohl schon brav ruhig sein, oder muß ich Sie anschnallen?		x		
21	Was hat man Ihnen denn gesagt?				x
22	Sie sagten, das war sehr schlimm, vielleicht erzählen Sie mir mal mehr darüber ...				x
23	Sie wollen schon entlassen werden, wie stellen Sie sich das weitere dann vor?			x	
24	Wer hat Ihnen denn das verordnet?	x			

a = direkte Fragen, b = direkt-suggestive Fragen, c = Alternativfragen, d = offene Fragen

Die Zuordnung der Fragen ist natürlich auch von der Betonung und Aussprache abhängig. Bitte diskutieren Sie die Veränderung der Bedeutung der Frage, wenn eine andere Betonung hinzukommt.

Informationsgespräch

Aufbau eines Informationsgespräches

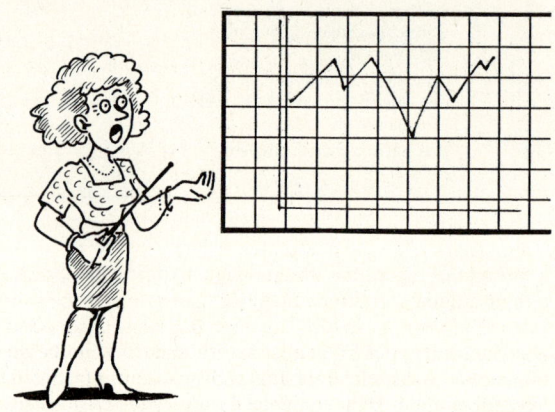

Ziel

Im Gegensatz zur Unterhaltung ist das Informationsgespräch zielgerichtet. Informationen haben immer einen bestimmten Zweck. Beim aktiven Informationsgespräch informiert man aus eigener Initiative oder auf Verlangen über neue Fakten, z. B. neue gesetzliche Verordnungen, in der Erwartung, daß der Hörer den Nutzen hieraus zieht und künftig diese Information bei der Arbeit berücksichtigt (Bedall u. Mitarb. 1979, Kirchner 1983, 1992, Maeck 1987, Langner-Geißler u. Lipp 1991, Schmidt 1991).

Probleme

Informationen im betrieblichen Alltag sind meist mit Veränderungen von Arbeits- oder Verhaltensabläufen verbunden. Solche Änderungen sind für Menschen zunächst immer unbequem, weil man sich mit neuen Dingen auseinandersetzen muß (Birkenbihl 1986, Forgas 1992). Daher setzen die meisten Menschen alles daran, zunächst zu prüfen, ob diese Veränderung sinnvoll ist. Hierzu werden alle denkbaren Alternativen aufgezählt, an denen man zeigen kann, daß die Neuerung nicht sinnvoll und mit Energieaufwand verbunden ist. Unter ökonomischen Gesichtspunkten ist es verständlich, daß jeder möglichst sparsam mit

Verhaltensänderungen umgeht, um keinen unnützen Aufwand zu haben.

Neue gesetzliche Vorschriften, neue Erkenntnisse im **Gründe** Arbeitsalltag oder neue Arbeitsabläufe im Stationsalltag bringen Veränderungen mit sich, die gut vorbereitet an die betroffenen Mitarbeiter weitergegeben werden müssen. Daher sind besonders solche Informationsgespräche gut vorzubereiten, damit keine Mißverständnisse auftreten und der Informationsfluß gewährleistet ist.

☞ **Fallstudie 10: Die Pflegedienstleitung informiert ihre Mitarbeiter**

Die Mitarbeiter eines Altenheims werden von der Pflegedienstleitung zu einer Mitarbeiterversammlung zusammengerufen. Sie möchte die Pflegequalität verbessern und hat sich hierzu einige Gedanken gemacht, die sie ihren Mitarbeitern nun gerne mitteilen möchte.

Die Mitarbeiter sind sehr gespannt, was denn jetzt schon wieder auf sie zukommt. Die Fluktuation hat in diesem Altenheim stark zugenommen, da in der Nähe ein modernes Altenzentrum eröffnet worden ist, daß die Mitarbeiter nun wie ein Magnet anzieht. Das andere Altenzentrum bietet eine bessere Bezahlung, neue Räumlichkeiten und eine Arbeitszeit, die individuell von den Mitarbeitern mitbestimmt werden kann. Aus einer tiefen Unzufriedenheit heraus haben schon einige intern gedroht: Wenn sich die Zustände hier nicht ändern, dann wechsel ich zum Altenzentrum gegenüber!

Die Pflegedienstleiterin beginnt ihre Ansprache auf der Mitarbeiterversammlung wie folgt:

Information der Pflegedienstleiterin an die Mitarbeiter	Warum ist diese Information in ihrer Wirkung nicht erfolgreich?
Liebe Kolleginnen und Kollegen,	
ich möchte heute mit Ihnen über die Pflegequalität und hier insbesondere über Qualitätssicherung sprechen.	
Nun nimmt die Pflegedienstleiterin ihr schriftliches Manuskript und beginnt vorzulesen: Ich sage Ihnen, es gibt eine Reihe von gesicherten Befunden, die zeigen, daß das Altenheim seinem Auftrag nur gerecht wird, wenn ...	
Deswegen werden Sie ab morgen die Zimmerpflege in unserem Heim einführen. Neben der Zimmerpflege wird es eine Neuregelung der Arbeitszeit in unserem Heim geben. Das habe ich mir folgendermaßen vorgestellt ...	
Damit sind wir am Ende unserer Mitarbeiterversammlung angekommen. Damit wir nicht noch weitere Zeit verlieren, sollten Sie sofort auf Ihre Station gehen, damit Sie so bald wie möglich mit der Umsetzung der dargelegten Gedanken beginnen können. Vielen Dank für Ihr Zuhören!	

☞ **Fragen zur Fallstudie 10**

1. Welche aktuellen Probleme hat die Pflegedienstleiterin bei der Einberufung der Mitarbeiterversammlung nicht bedacht?
2. Warum ist der Einstieg in das Thema problematisch?
3. Welche unterschiedlichen Informationen hat die Pflegedienstleiterin hier in ihrer Informationsveranstaltung vermischt?
4. Wie könnte sie den Präsentationsablauf besser gestalten?

5. Welche verbalen Gesprächsstrategien sollten im Vordergrund stehen, wenn man jemanden überzeugen möchte?

Wie bereite ich ein Informationsgespräch vor?

Die W-Fragen können Ihnen helfen, sich eine Gesprächsstrategie für das Informationsgespräch zu überlegen (Geißner 1976, 1973, Frey u. Frey 1975, Bedall u. Mitarb. 1979, Ebeling 1979, Haensli (o.J.), Holzheu 1985, Kirchner 1979, 1981).

1. Wann: Zeitpunkt festlegen	Ist der Zeitpunkt gut gewählt? (Vormittag / Nachmittag / Wochentag / Arbeitsleistung)
2. Wo: Ort und Raum	Ist der Ort / Raum günstig? (Raumgröße, Bestuhlung, Tische, Kaffee / Tee usw.)
3. Wozu: Zielsetzung	Welche Zielsetzung verfolge ich mit der Information (Aufklärung, Handlungsalternativen, Verhaltensänderungen, Diskussion, Innovationen, Informationsfluß)?.
4. Warum: eigene Motive	Welche Motive habe ich, um diese Information weiterzugeben (Schattenmotive, Macht, Durchsetzung oder Vertrauen, Informationsausgleich)?
5. Wer: Sprecher	In welcher Funktion gebe ich die Informationen (Vorgesetzter, Moderator, Projektgruppenmitarbeiter, Stationsleitung, Gruppenleitung, Multiplikator, Mentor usw.)?
6. Wem: Motive der Hörer	Wer sind meine Zuhörer, und was wird von mir erwartet (Mitarbeiter, andere Berufsgruppen, Konkurrenten, Interessierte, welche Motive haben meine Hörer, die Information anzunehmen oder abzublocken)?
7. Worüber: Thema	Wie umfassend soll die Information gegeben werden (Hintergründe, Rahmenbedingungen, gesetzliche Vorschriften)?
8. Was: Inhaltsaspekt	Was soll für den Zuhörerkreis an Information ausgewählt werden (Detail der Information als Handlungskette oder eher Leitlinie, Ergebnisse einer Arbeit in Projektgruppen usw.)?
9. Wie: Beziehungsaspekt	Wie kann ich es erreichen, daß die Information verstanden und umgesetzt wird (Didaktik und Methodik bei der Informationsvermittlung, z.B. Visualisierung, Problemdiskussion mit Expertenbefragung usw.)?

Ein Informationsgespräch sollte so vorbereitet werden, daß die Mitarbeiter, die die Informationen erhalten, diese auch aufnehmen und behalten können. Daher ist die Vor- und Aufbereitung der Information für die Qualität der spä-

Informationsaufnahme

Phasenverlauf

ter geleisteten Arbeit von großer Bedeutung. Die Informationsaufnahme hängt im wesentlichen davon ab, ob man bestimmte Phasen hierbei einhält.

Die Kontakt- und Motivationsphase bereiten den Mitarbeiter auf etwas Neues vor, die Information folgt kurz, knapp und präzise. Eine Unterstützung der Information erfolgt durch positive Beispiele, wie Arbeitsentlastung usw. Wesentlich für die Umsetzung der gegebenen Informationen ist die Feedbackphase, weil in ihr geprüft wird, ob noch Mißvertändnisse vorliegen. Den Abschluß bildet meist der Hinweis auf ein erneutes Zusammentreffen, um noch offene Fragen zu beantworten.

Phasenverlauf eines Informationsgespräches		
Kontakt	Der Sprecher bemüht sich in einer kurzen Unterhaltung um ein freundliches Gesprächsklima	
Motivation	Der Sprecher versucht Interesse zu wecken, indem er die Bedeutung für die zukünftige Arbeit darstellt	
Information	Ist die Aufmerksamkeit der Hörer erreicht, kann die Information gegeben werden. Informationen sollten gut gegliedert sein und durch visuelle, akustische oder gefühlsmäßige Beispiele unterstützt gegeben werden.	

Beispiel	Durch das neue Dokumentationssystem haben wir nun die Möglichkeit, die Pflegeziele und ihre Umsetzung zu dokumentieren. Damit können wir auch eine Erfolgskontrolle durchführen, ob die Maßnahmen, die wir umgesetzt haben, erfolgreich waren oder nicht ...	
Feedback	Um Mißverständnisse bei der neuen Arbeitsweise zu vermeiden, können nun Fragen gestellt werden ...	
Abschluß	Die Gesprächspartner können danach einen persönlichen Gesprächsbezug herstellen – meist geschieht das dann, wenn sich die Gesprächsrunde auflöst	

Sachlich und psychologisch bedingte Störungen der Informationsaufnahme

An einem Beispiel soll das Problem der Informationsfülle (Schubert u. Schubert 1978) kurz erläutert werden: Im Funktionsbereich Zentral-OP ist eine neue Mitarbeiterin eingestellt worden. Sie hat gerade ihre Ausbildung als OP-Schwester abgeschlossen und freut sich auf die neuen Kollegen. Da sie bisher noch keine Kenntnisse der speziellen Vorschriften für diesen OP-Bereich hat, ist vieles für sie neu. Das beginnt schon mit den verschiedenfarbigen Papierüberziehern für die Schuhe. Im OP X haben sie die Farbe Grün, im OP Y die Farbe Orange. Jeder versucht so gut er kann, der neuen Mitarbeiterin die verschiedensten Arbeitsabläufe zu erklären. Die Vorgesetzte weist die neue Mitarbeiterin in ihren Aufgabenbereich ein, indem sie „wie ein Buch" auf sie einredet. Zwischendurch fragt sie, ob sie alles verstanden habe, was ihr durch Kopfnicken auch bestätigt wird.

Nach einigen Tagen stellt sich durch einen unangenehmen Vorfall heraus, daß die Mitarbeiterin eine Anweisung falsch ausgeführt hat. Die Vorgesetzte reagiert verärgert: Also mehr als alles erklären kann man doch nicht! und schließt auf schlechte Arbeitsleistung der Neuen. Lag das tatsächlich an der?

Bei diesem Beispiel wird deutlich, daß die Mitarbeiterin die Fülle der Informationen überhaupt nicht aufnehmen

Informationsfülle

Bedeutung der Information

und behalten konnte. Einerseits hat sie als Neue nicht gewagt nachzufragen, andererseits konnte sie die Bedeutung der einzelnen Informationen noch gar nicht kennen und daher auch keine Priorität nach wichtig oder weniger wichtig für sich setzen. Es kommt zu einer Reizüberflutung, wo der Mitarbeiter eben nicht mehr weiß, welche Fragen nun sinnvoll sind und welche nicht. Dies führt dazu, daß er sich lieber still verhält, weil dann ja auch keiner denken kann, daß man inkompetent ist.

Umfang Informationen

Informationen sollten daher so gegliedert werden, daß der Informationsnehmer diese auch aufnehmen, verarbeiten und behalten kann. Ein Zuviel an Information bewirkt eher Verwirrung, ein Zuwenig führt zu einer Verunsicherung. Nur ca. 20 % der gehörten Informationen werden auch im Langzeitgedächtnis gespeichert (Schräder-Naef 1990). Will man nun eine Verbesserung der Informationsaufnahme erreichen, muß die Information so aufgebaut und gegliedert sein, daß der Informationsnehmer diese auch aufnehmen und mit bisher bekannten Inhalten verbinden kann.

In vielen Krankenhäusern, Altenheimen oder Sozialstationen geht man dazu über, besonders für neue Mitarbeiter oder Auszubildende ein Einarbeitungskonzept zu entwikkeln, mit dem neue Mitarbeiter schrittweise in ihren Verantwortungsbereich eingeführt werden können. Diese schrittweise Informationsvermittlung unterstützt die Behaltensleistung und die Motivation des neuen Mitarbeiters, da gerade am Anfang durch die vielfältigen neuen Aufgaben eine Überforderungssituation vermieden werden kann. Das gleich gilt natürlich auch für jede andere Form von Information. Schließlich bedeutet ja das Wort Information, daß ein Zuwachs an Erkenntnissen vorhanden sein muß, da es sonst auch keine Information mehr ist.

Psychologische Störungen

Die Behaltensleistung kann aber auch durch psychologisch bedingte Störungen (Forgas 1992) herabgesetzt sein. Der Vorgesetzte gibt beispielsweise seinem Mitarbeiter die Anweisung, die Kosten für Pflegehilfsmittel zu senken. Gleichzeitig spricht er von ganzheitlicher und optimaler Pflege. Beide Ziele gleichzeitig zu realisieren, ist für die Mitarbeiter natürlich ein Problem. Entweder werden Kosten gespart, was dann auf die Pflegequalität Einfluß hat (bedarfsgerechte Pflege), oder die Mitarbeiter realisieren eine optimale Pflege, dann darf aber auch nicht an Pflegehilfsmitteln gespart werden. Bei der Vorgabe widersprüchlicher Ziele kann der Mitarbeiter tun, was er will, es ist letztlich dann doch verkehrt. Nehmen wir doch nun in diesem Falle einmal an, der Vorgesetzte gibt dem Mitarbeiter den Auftrag, sich einmal Gedanken darüber zu machen, wie man denn die Servicequalität (z. B. telefonische Erreichbarkeit, Sprechzeiten für Angehörige, flexibel zusammengestellte Mahlzeiten usw.) verbessern kann.

Der Mitarbeiter fällt dem Vorgesetzten nun ins Wort und sagt: Ich weiß schon Bescheid. Er denkt: Schließlich verstehe ich mein Fach. Gute Ratschläge bekomme ich schon zu Hause genug. In meiner vorigen Stelle hat niemand geglaubt, er könne mir noch gute Ratschläge geben. Überhaupt: Meine Schwiegermutter bringe ich noch mal um. Oder sie muß ausziehen. Meine Frau steckt ja mit ihr unter einer Decke. Hinge ich nur nicht so an den Kindern … Während dem Mitarbeiter seine familiäre Misere durch den Kopf geht, hat der Vorgesetzte noch einmal wiederholt, wie er sich eine bedarfsgerechte Pflege vorstellt. Selbstaufmerk-samkeit

Nach einem Monat will der Vorgesetzte über die Servicequalität mit dem Mitarbeiter sprechen. Er hat natürlich auch die Statistik über die Entwicklung der Ausgaben für die Pflegehilfsmittel dabei. In der Statistik ist ausgewiesen, daß die Kosten für die Pflegehilfsmittel konstant geblieben sind. Der Mitarbeiter legt als erstes nun seinerseits eine Statistik vor, aus der hervorgeht, daß im letzten Monat die Verweildauer der Patienten im Durchschnitt um drei Tage gesenkt worden ist und daher ein Anstieg der Pflegehilfsmittel normal ist. Der Vorgesetzte ist verärgert und fragt seinen Mitarbeiter: Haben Sie denn überhaupt nicht zugehört, als ich Ihnen diesen Auftrag gegeben habe über die Verbesserung der Servicequalität nachzudenken? Was ist hier falsch gelaufen? Nicht zugehört!

Die Informationsaufnahme kann durch verschiedene sich überlagernde Informationen gestört sein. In der folgenden Abbildung sind die wesentlichen Komponenten, die die Aufnahme und Verarbeitung der Informationen beeinträchtigen können, zusammengefaßt dargestellt.

Die Informationsaufnahme kann gestört sein, weil der Mitarbeiter:	
Psychologische Störungen	– an andere Dinge denkt
	– durch Bescheidwissen imponieren möchte
	– sein Können und Wissen überschätzt
	– aus Befangenheit nicht zu fragen wagt
	– die Informationen noch nicht aufnehmen kann, weil noch keine Bereitschaft zur Aufnahme besteht
Sachliche Störungen	– Gründe sucht, um die in der Information enthaltenen Inhalte zu entkräften. Durch die subjektive Interpretation der Realität braucht er seine Meinung und damit sein Verhalten nicht zu ändern
	– die Information nur aufnimmt, wenn er von der Sinnhaftigkeit der Information überzeugt ist. D.h. er ändert erst seine Einstellung und damit auch sein Verhalten, wenn er davon überzeugt ist, daß dies die bessere Alternative ist

Die Informationsabgabe kann zu Störungen führen, weil
– Informationen für die Mitarbeiter keine Bedeutung haben und sie nicht zweckvoll ausgewählt worden sind
– Informationen so wenig konkret formuliert sind, daß es zu Mißverständnissen kommt
– Informationen so unstrukturiert gegeben werden, so daß die Mitarbeiter den roten Faden nicht halten können
– Informationsgeber häufig glauben, andere hielten ihre Information für so wichtig, wie sie es selbst tun (Antons 1974, Nagel 1989, Hentze u. Mitarb. 1990)

Wie führe ich ein Informationsgespräch?

Beteiligung am Informationsprozeß

Aus den vorgenannten Beispielen wird deutlich, daß nicht nur die Information selber gut vor- und aufbereitet werden sollte, sondern auch die psychologischen Komponenten bei der Informationsaufnahme von Bedeutung sind. Um die Qualität der Arbeit sicherzustellen und Fehler zu vermeiden, ist es notwendig, sich vorher Gedanken zu machen, wie man seine Mitarbeiter an Lösung von Problemen besser beteiligen kann. Durch die Information (z. B. Strukturänderung, Änderung des Arbeitsablaufes usw.) entsteht eine neue Situation für die Betroffenen, mit der sie sich erst einmal auseinandersetzen müssen. Die Beteiligung der Mitarbeiter bei der Lösung anstehender Probleme fördert das Mitdenken der Gruppe. Für die Umsetzung der Information im Arbeitsprozeß ist daher die Mitveranwortung der Gruppe (Sahm 1979) ein wesentlicher Faktor für eine erfolgreiche Informationspolitik in einem Unternehmen.

Das Tempo der Informationsverarbeitung sollte vom Mitarbeiter bestimmt werden. Das kann durch offene Fragen geschehen, wobei der Informationsgeber erst dann fortfährt, wenn alle Unklarheiten beseitigt sind. In der Vorbereitung ist dieses Vorgehen etwas aufwendiger, aber im Nachhinein zahlt sich diese Zeit aus, da die Motivation der Mitarbeiter bei der Umsetzung später dann größer ist.
Tempo

Wesentlich für ein solches Vorgehen ist ein Klima des Vertrauens, in dem es möglich ist, jede auch noch so abwegige Frage stellen zu können. Wenn die Gruppe sich informiert fühlt, ist sie motiviert, die Gruppenziele zu verteidigen und Mitverantwortung zu tragen (Schmidt 1991).
Vertrauen

Die schrittweise Vermittlung von Informationen kann in vier Stufen gegliedert werden: Auswahl, Beispiel, selber ausfühen und kontrollieren.
Schrittweise Information

Für die Praxis bedeutet das auch, daß Informationen sorgfältig nach ihrer Bedeutung ausgewählt werden, daß eine schrittweise Information mit einer Ermunterung zum Fragen für den Mitarbeiter hilfreicher ist als eine geballte Zusammenfassung aller in Frage kommenden Aspekte. Für die Aufnahme der Information ist die Verknüpfung verschiedener Lernwege von Bedeutung, damit die Umsetzung in der Praxis dann auch erfolgt. Die Behaltensleistung sieht bei verschiedenen Lernwegen wie folgt aus:

Lesen	Hören	Sehen	Hören und Sehen	Nacherzählen	Tun
10 %	20 %	30 %	40 %	50 %	60 %

(nach Mandel 1987, Weidenmann 1991, Will 1991)

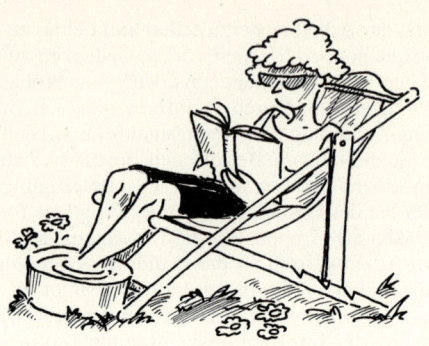

Auswahl der Information

Die Information (Schraedere-Naef 1990) sollte danach gegliedert werden, *welche* Informationen braucht der Mitarbeiter, um seine Arbeit überhaupt ausführen zu können. *Wie* und in welcher Weise werden sich für ihn Veränderungen ergeben und *warum* ist es wichtig, daß er jetzt diese Information erhält (Nothstine 1989, Motamedi 1993).

Die *optische Vorbereitung* (Folien, Plakate, Beispiele usw.) der Information sollte so gestaltet sein, daß wesentliche Aspekte bildlich dargestellt werden.

Beispiel

Die Information sollte anhand eines Beispiels aus der Praxis demonstriert werden. Hierfür eignen sich akustische, visuelle oder emotionale Beispiele (durch die neue Aktenablage haben Sie Zeit für eine Tasse Kaffee gewonnen …). Die Handhabung einer Sache sollte langsam vorgeführt werden und als Modellhandlung mehrere Male erfolgen. Hierbei bietet sich an, erst die Handhabung zu zeigen, dann die gleiche Handhabung zu erklären (akustische Unterstützung) und anschließend die neue Handhabung durch den Mitarbeiter kommentieren lassen (Rüdennauer 1979, Birkenbihl 1988).

Ausführen

Den nächsten Schritt sollte der Mitarbeiter dann alleine tun, wobei die wohlwollende Unterstützung durch Nicken, zustimmende Laute wie hm usw. erfolgen sollte. Korrekturen der ausgeführten Handlung sollten hier sachlich und direkt erfolgen. Ungeduld führt bei dem Mitarbeiter zu dieser Zeit eher dazu, offene Fragen zu unterdrücken und evtl. Fehler in Kauf zu nehmen.

Kontrollieren

Der Mitarbeiter arbeitet nun selbständig. Der Vorgesetzte bestätigt seine richtige Arbeitsweise, macht sachlich auf etwaige Fehler aufmerksam. Er gibt nun weitere Hinweise auf die gewünschte Qualität der Arbeit. Die Arbeitsleistung wird in dem Maße steigen, wie die Umsetzung der Information gelungen ist. Positive Verstärkung der richtigen Arbeitsmethode fördert hierbei Freude an der Tätigkeit.

Bei der Vierstufenmethode der Informationsvermittlung werden die lernpsychologischen Grundlagen berücksichtigt. Durch Rückkopplung wird sichergestellt, daß der Mitarbeiter die Information verstanden hat. Kleine Lernschritte erlauben es, die Information so abzuspeichern, daß Verknüpfungen mit anderen Tätigkeiten möglich sind (Bronner u. Schröder 1983, Decker 1985, Rogers 1985, Birkenbihl 1986). Die Gestaltung der Aktivität und das Lerntempo wird hierbei vom Mitarbeiter bestimmt. Je anschaulicher die Information hierfür vorbereitet wird, um so schneller können die einzelnen Teilschritte zur Informationsverarbeitung erfolgen. Schließlich werden Informationen gegeben, damit diese bei der aktuellen Arbeit auch berücksichtigt werden können, sonst könnte man auf sie verzichten.

Lernpsychologie

Gesprächsablauf

Das Vierfelderschema gibt einen zusammenfassenden Überblick über die Vorbereitung und den Ablauf eines Informationsgespräches (S. 130).

Motivation 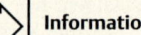	Information

Motivation

– Die Gefühle der Mitarbeiter vor dem Informationsgespräch überdenken
– Gruppe auf Veränderungen vorbereiten
– Sensitivität für Störungen entwickeln (Beziehungsebene)

Durch **Offenheit** entsteht Interesse

Information

Die Information sollte
– klar und sachlich gegliedert sein
– wesentliche Inhalte sollen visualisiert werden
– Beispiele sollen aus dem Alltag der Mitarbeiter ausgewählt werden

Durch **Verstehen** entwickelt sich Sicherheit

Ausblick geben

Wenn die Gruppe sich informiert fühlt,
– dann ist sie motiviert, die Gruppenziele zu verteidigen
– werden Veränderungen eher als eigene Sache angesehen

Durch Mitverantwortung entsteht **Identifikation**

Offene Fragen beantworten

– Vor- und Nachteile besprechen
– Not- und Zweckmäßigkeit aufzeigen
– Veränderungen verständlich machen
– Sinn und Nutzen der Maßnahmen vermitteln

Durch Mitdenken der Gruppe entsteht ein **Wir-Gefühl**

Kommunikation

Gesagt	ist noch nicht	gehört
Gehört	ist noch nicht	verstanden
Verstanden	ist noch nicht	einverstanden
Einverstanden	ist noch nicht	angewendet
Angewendet	ist noch nicht	beibehalten

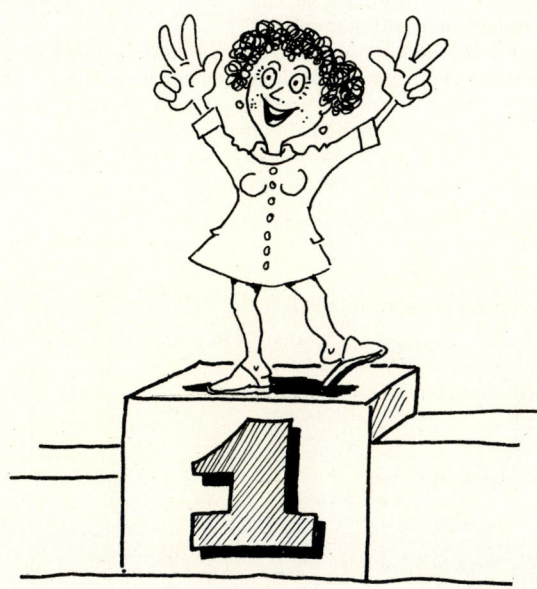

Was kann ich tun?

Versuchen Sie den Kern Ihrer Information als Basissatz, auch Zielsatz genannt, zu formulieren. Folgende Fragen können Ihnen als Anhaltspunkte dienen, eine Zielanalyse durchzuführen:

W-Fragen

Was will ich verändern?
Wie will ich es verändern?
Wo will ich etwas verändern?

Ich möchte durch meine Information erreichen, daß ... (z. B. die Arbeitszeiten verändert werden).

Beispiel

Wen will ich mit dieser Information erreichen? Der Hörer oder Empfänger der Information ist die Schlüsselfigur für Ihre Sprechsituation. Ihre Gedanken sollen den Hörer erreichen, und nach Möglichkeit soll er zu anderen Verhaltensweisen oder neuen Erkenntnissen angeregt werden. Daher sollten Sie die W-Fragen, die die Zuhörer betreffen,

Empfänger
der Information

5-Satz

für sich beantworten (Checkliste der W-Fragen zur Vorbereitung einer Information S. 121).

Ein Informationsgespräch oder ein Informationsvortrag kann nach verschiedenen Gesichtspunkten gegliedert werden. An dieser Stelle einige Beispiele aus Geißner (1976) als Gliederungshilfen für Informationsgespräche:

Die Kette	
①	1. Sie können leicht feststellen, daß der Vorschlag gefährlich ist , weil ...
②	2. Wir müssen überlegen, ob nicht ...
③	3. Mir scheint der bessere Weg, wenn ...
④	4. Das bedeutet für Sie ...
⑤	5. Wir haben zu entscheiden, ob ...

Übungsmöglichkeiten
Sprechdenken

Die vorgestellten Gliederungsmöglichkeiten (S. 133) eignen sich sowohl für die Vorbereitung eines Informationsgespräches als auch für die Beantwortung von Fragen aus dem Zuhörerkreis.

Versuchen Sie, mit einem Ihnen wichtigen Thema, die verschiedenen Gliederungsmöglichkeiten zu trainieren.

Sprechdenken bedeutet, daß kein festes Redekonzept vorliegt, sondern im Gespräch oder beim Vortrag die eigenen Gedanken schnell und flüssig formuliert werden. Sprechdenken bedeutet nicht, daß man einfach darauflos spricht, ohne etwas gedacht zu haben. Eine Idee muß schon vorhanden sein. Lediglich ihre Konkretisierung in einer Folge von Gedanken und zugleich das Einkleiden der Gedanken in Begriffe und Sätze geschieht unmittelbar beim Sprechen.

Sprechdenken erfordert ein hohes Maß an Konzentration und ein gutes Gedächtnis. Die folgenden Übungen können dazu beitragen, Ihre Fähigkeit des Sprechdenkens zu verbessern. Weitere Übungen findet man bei Rüdenauer 1979.

Dialektisch 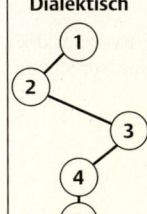	1. Ich danke dem Referenten für eine Menge neuer Einsichten ... 2. Unter anderem hat er gesagt ... 3. Dagegen ist zu sagen, daß ... 4.Vergleicht man beide Ansichten, dann ... 5. Daher schlage ich vor ...
Kompromiß 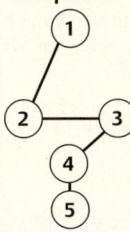	1. Redner A behauptet ... 2. Redner B widersprach mit dem Hinweis ... 3. Mir scheint, die beiden treffen sich in einem Punkt ... 4. Hier liegt vielleicht die Lösung ... 5. Wir sollten in dieser Richtung denken ...
Information ① ② ③ ④ ⑤	1. Die Hauptinformation kann als Totale der **Gegenwart** beschrieben werden (Beispiel oder Problem) 2. Die Umstände, unter denen dies Gültigkeit hat, können als Detail der Gegenwart beschrieben werden 3. Die Hintergründe der Hauptinformation können logisch oder zeitlich unter dem Aspekt der **Vergangenheit** beschrieben werden 4. Die Folgen hieraus können als Detail der **Zukunft** die Überleitung bilden zum Zielsatz 5. Die Folgen hieraus können als Totale der Zukunft den überzeugenden Abschluß des Beitrags bilden

Partner-Übung 1 Dauer: 20'

1. Sprechen Sie zwei Minuten lang ohne Konzept über ein beliebiges Thema. Versuchen Sie ohne Sprechpausen auszukommen.
2. Ihr Partner gibt mit Hilfe des Analysebogens (S. 135) „Verständlichkeit" Feedback.
3. Nach zehn Minuten wechseln Sie die Rollen!

Partner-Übung 2: Dauer: 20'

1. Wählen Sie aus der folgenden Liste ohne lange nachzudenken drei Begriffe aus und sprechen Sie zwei Minuten lang ohne Unterbrechung darüber.
2. Ihr Partner gibt mit Hilfe des Analysebogens (S. 135) „Verständlichkeit" Feedback.
3. Nach zehn Minuten wechseln Sie die Rollen!

Mögliche Übungsbegriffe

Gebäude	Trommel	Fleiß
Lügner	Wasser	Dusche
Wetter	Stein	Gefühl
Mühle	Taucher	Buch
Eigentum	Bank	Horizont
Angst	Lob	Unkraut
Kranz	Pflanze	Frühling
Liebe	Argument	Verbindung

Diese Übungen sollen nun mit einem für Sie wichtigen Thema wiederholt werden. Benutzen Sie hierzu die verschiedenen Gliederungsmöglichkeiten. Die schnellste Art zu gliedern besteht aus dem Gliederungsprinzip „Information", wenn Sie mit der
–   Gegenwart,
–   Vergangenheit,
–   Zukunft beginnen.
Später ergänzen Sie die Punkte ② und ④.

Analysebogen zur Verständlichkeit von Beschreibungen

Fragen	trifft nie zu	trifft wenig zu	weiß nicht	trifft zu	trifft häufig zu
1. Die Sätze sind kurz und präzise					
2. Die Wörter sind kurz und verständlich					
3. Fremdwörter sind selten					
4. Fachausdrücke werden erklärt					
5. Es kommen Beispiele vor					
6. Formulierungen sind positiv					
7. Formulierungen sind aktiv gewählt					
8. Die Gliederung ist deutlich erkennbar					
9. Die Aussprache ist deutlich					
10. Die Stimme ist lebendig					
11. Das Sprechtempo ist angemessen					
12. Die Pausen sind richtig gesetzt					
13. Eigene Beobachtungen					

☞ **Interpretationen zur Fallstudie 10**

Information einer Pflegedienstleiterin an die Mitarbeiter	Warum ist diese Information in ihrer Wirkung nicht erfolgreich?
Liebe Kolleginnen und Kollegen,	
ich möchte heute mit Ihnen über die Pflegequalität und hier insbesondere über Qualitätssicherung sprechen	Die aktuelle Situation wird nicht angesprochen (die Hörer werden nicht motiviert – Ärger und Beschäftigung mit den aktuellen Problemen) Statt „ich" besser: Sie wissen, daß durch das neue GSG auch auf uns neue Anforderungen zukommen … keine Motivationsphase für die Mitarbeiter
Nun nimmt die Pflegedienstleiterin ihr schriftliches Manuskript und beginnt vorzulesen: Ich sage Ihnen, es gibt eine Reihe von gesicherten Befunden, die zeigen, daß das Altenheim seinem Auftrag nur gerecht wird, wenn …	Informationen sollten nicht abgelesen werden (wenn sie schon selber ihre schriftlichen Aufzeichnungen braucht, wie sollen sich die Hörer dann die Informationen merken?) „Ich sage …" „Sie weiß alles, wir wissen nichts" – keine Beteiligung der Mitarbeiter an der Erarbeitung eines neuen Konzeptes, was kaum zu einer Identifikation mit der Neuerung führen kann
Deswegen werden Sie ab morgen die Zimmerpflege in unserem Heim einführen. Neben der Zimmerpflege wird es eine Neuregelung der Arbeitszeit in unserem Heim geben. Das habe ich mir folgendermaßen vorgestellt:	Sie-Botschaften führen zu Ablehnung – verstärkt wird das Gefühl, wenn es nicht funktioniert, bin ich auch nicht schuld … Alle Abwehrkräfte, die die Mitarbeiter bei der Einführung der Neuerung produzieren können, werden direkt oder indirekt vermittelt
Damit sind wir am Ende unserer Mitarbeiterversammlung angekommen. Damit wir nicht noch weitere Zeit verlieren, sollten Sie sofort auf ihre Station gehen, damit Sie so bald wie möglich mit der Umsetzung der dargelegten Gedanken beginnen können. Vielen Dank für Ihr Zuhören!	Endlich hört sie auf zu reden Keine Diskussion, keine Fragen, weitere Ideen sind nicht erwünscht Die Umsetzung wird kaum gelingen, da nun ein Gewinner-Verlierer-Spiel zwischen „denen da oben und denen da unten stattfinden wird"

☞ **Mögliche Antworten auf die Fragen**
zur Fallstudie 10

1. Welche aktuellen Probleme hat die Pflegedienstleiterin bei der Einberufung der Mitarbeiterversammlung nicht bedacht?
   – Die Mitarbeiter haben im Moment ganz andere Probleme. In einem ersten Schritt müßte sie auf die geänderten Rahmenbedingungen eingehen (neues Altenzentrum und damit die zusätzliche Belastung der Mitarbeiter durch die hohe Fluktuation).
2. Warum ist der Einstieg in das Thema problematisch?
   – Einstieg mit dem Ich-Standpunkt
   – besser wäre ein praktisches Beispiel aus dem Alltag der Pflegenden oder die Problematisierung des Themas
3. Welche unterschiedlichen Informationen hat die Pflegedienstleiterin hier in ihrer Informationsveranstaltung vermischt?
   – Zimmerpflege, Arbeitszeitmodell und Qualitätssicherung
4. Wie könnte sie den Präsentationsablauf besser gestalten?
   – Frage und Antworttechniken
   – Visualisierung (Folie / Flip / Dias usw.)
   – nicht ablesen und wenn, dann nur wichtige Zitate
5. Welche verbalen Gesprächsstrategien sollten im Vordergrund stehen, wenn man jemanden überzeugen möchte?
   – sich klar ausdrücken, kurze und präzise Sätze verwenden
   – das Wesentliche betonen
   – Ich-Vermeidungstechnik
   – Nutzenargumentation mit Praxisbeispielen
   – Fragetechnik

Meckerstunde

Aufbau einer Meckerstunde

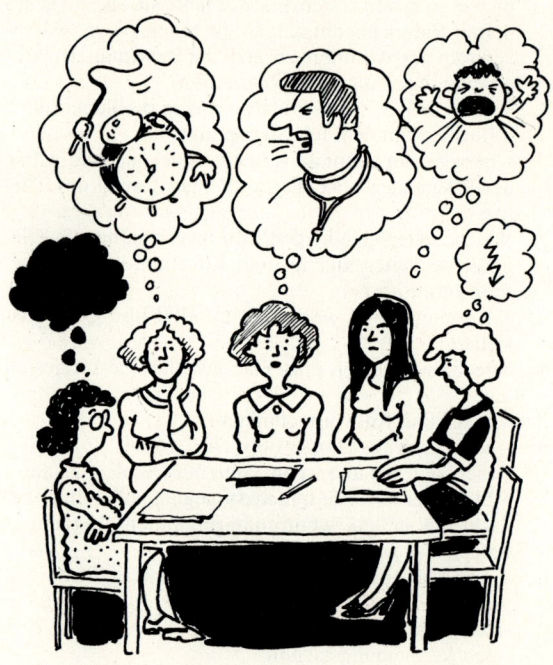

Ziele

In der Meckerstunde haben die Mitarbeiter die Möglichkeit, ihre Probleme zu äußern, die mit Arbeitsinhalten, Arbeitsabläufen, Mitarbeitern, Bewohnern, Angehörigen oder Patienten zusammenhängen. In dieser Gesprächsrunde sollen zunächst angestaute Emotionen freigelegt werden, damit man später zu konstruktiven Lösungen kommen kann.

Probleme

Eine Darlegung von Problemen hat immer etwas damit zu tun, daß man bestimmte Dinge nicht in den Griff bekommt oder „versagt" hat. Eine Ermutigung der Mitarbeiter, Mißerfolge, Flops oder schwierige Situationen im Arbeitsfeld zu besprechen, muß zur Überwindung dieser Probleme führen. Eine vorschnelle Bewertung der Äußerungen von Mitarbeitern führt nicht zur Beseitigung von Mißständen, sondern nur zu einer Verschiebung oder Verleugnung. Meist haben sowohl die Vorgesetzten als auch die Mitarbeiter Angst, eine solche Meckerstunde einzuberufen. Die vorhandenen Probleme werden dadurch jedoch nicht aus der Welt geschafft, sondern eher indirekt durch Gerüchte, über Dritte sprechen und anderes mehr verschärft. Der Vorgesetzte hat bei der indirekten Problembearbeitung jedoch kaum Chancen, diese konstruktiv zu lösen.

Die Meckerstunde ist eine Möglichkeit, in ritualisierter Form über Probleme auf der Station und im Arbeitsalltag zu sprechen. Die Meckerstunde soll so gestaltet werden, daß die Qualität der Arbeit und damit die Zufriedenheit und Motivation der Mitarbeiter erhalten und verbessert wird. Hierfür sind jedoch Voraussetzungen zu schaffen, die eine solche Vorgehensweise erleichtert.

☞ **Fallstudie 11: Die IBF hält eine Meckerstunde ab**

Um die Zusammenarbeit der Mentoren und der Stationsleitungen zu verbessern, schlägt die Leiterin der innerbetrieblichen Fortbildung (IBF) vor, eine Meckerrunde einzuberufen. Die betroffenen Parteien kommen in den Räumen der IBF zusammen. Die Leiterin hat die Frage auf die Tafel geschrieben:

Was stört mich bei der Zusammenarbeit mit den Mentoren/Stationsleitungen?

Die Diskussion wird sofort eröffnet, wobei Frau Müller ihre Stationsleiterin Frau Schmitz heftig angreift:

| Gesprächsausschnitt: | Warum ist diese Meckerrunde nicht hilfreich? |

Müller

Auf unserer Station kann man keine Anleitesituation vernünftig durchführen. Wir sind personalmäßig so eng besetzt, daß ich keine zusätzliche Minute habe, in der ich diese Situation vorbereiten kann, und wenn ich mich dann einmal hinsetze und etwas ausarbeiten will, werde ich direkt von Ihnen aufgefordert, „Wichtigeres" zu erledigen!

Schmitz

Das ist so überhaupt nicht richtig! An diesem Tag waren wir stark unterbesetzt. Deswegen habe ich das gesagt. Außerdem leitet ja schließlich jeder von uns an!!!

Müller

Genau so ist es! Meine Arbeit wird überhaupt nicht ernst genommen. Das zeigt sich auch schon daran, daß ich keine müde Mark dafür mehr bekomme.

Schmitz

Ich dachte, es würde Ihnen Freude machen, neue Mitarbeiter einzuarbeiten bzw. Schüler anzuleiten. Das kann dann ja wohl mit Geld nicht aufgewogen werden.

IBF-Leiterin

Was sagen denn die anderen zu diesem Problem?

Frau Schulz

Ach, bei uns sind es die Schulen, die schicken ihre Schüler, immer wenn es denen gerade paßt, und wir müssen dann gucken, daß im Dienstplan überhaupt eine Mentorin da ist, die sich um die Schüler kümmern kann.

Frau Sauer

Ich kann als Stationsleiterin nicht einen Dienstplan schreiben, der dann wieder umgeworfen wird. Alle meckern mit mir, die Mentoren, die Schüler und die Schulleitungen. Keinem kann ich es recht machen.

Wie bereite ich eine Meckerstunde vor?

Aus methodischer Sicht sollte der Moderator für eine Mekkerstunde Karten benutzen, auf denen die Probleme, die die Mitarbeiter haben, festgehalten werden (Mucchielli 1972, Klebert u. Mitarb. 1979, 1980, Oertli-Cajacob 1989, Pfützner 1989e)

Karten

Folgende Frage bietet sich für diesen Prozeß an:

Was macht uns die meiste Arbeit?

Mit Hilfe dieser Frage wird die Beschäftigung mit den belastenden Auswirkungen der Arbeit angesprochen und nicht nach dem „Verursacher" von Problemen oder Konflikten gesucht. Diese Frage fördert die Beschäftigung mit zukunftsgerichteten Lösungsmöglichkeiten. Durch die Sammlung von Fragen können dann Problemfelder bestimmt werden, für die im Anschluß hieran ein Maßnahmenkatalog entwickelt werden sollte, in dem die möglichen Lösungen zusammengestellt werden. Ein Aktivitätenplan hält das Ergebnis dieses Prozesses fest und verteilt die Aufgaben, die als Aktivität dann kontrollierbar wird.

Sammlung

Themen-speicher					
Thema	+	–	Thema	+	–
1			9		
2			10		
3			11		
4			12		
5			13		

Pinwand

Die Sammlung der Karten für die einzelnen Teilschritte soll an einer Pinwand festgehalten werden, weil die optische Unterstützung endlose Diskussionen unterbricht, da man jederzeit wieder auf das aktuelle Thema verweisen kann (Knoll 1991, Langner-Geißler, Lipp 1991). Mit dieser Methode verhindert man Schuldzuschreibungen wie „das kommt *wieder* von X …" „X … nie kann der seine Arbeit richtig organisieren …", „*immer* die selben die uns aufhalten …" und ähnliches. Das Arbeiten an den Problemlösungen steht bei dieser Methode im Vordergrund.

Danach sollte eine Frage gestellt werden, in der die Mitarbeiter aufgefordert werden, über konstruktive Möglichkeiten zur Verbesserung des Miteinanders oder der Arbeitsbläufe nachzudenken (Köhl 1987). Zum Beispiel:

Was erleichtert uns die Arbeit?

Eine Beantwortung dieser Frage beinhaltet schon Lösungsmöglichkeiten, die eher genereller Art sind. Killerphrasen, wie „Das geht bei uns nicht!" können damit gestoppt werden, weil man ja zunächst mal an Arbeitserleichterungen herangeführt wird und damit auch Perspektiven

Problem-
bearbeitung

Kartenfrage mit zwei Kartenfarben:

2 Leer-
plakate
zum
Sortieren

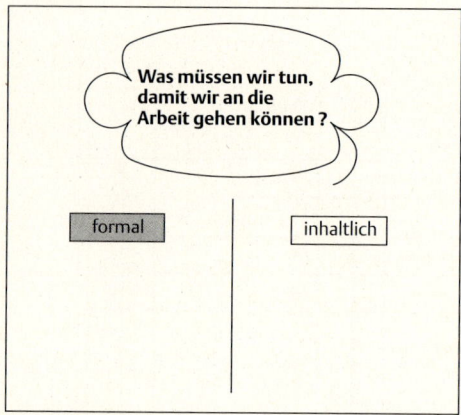

Farbe a: formal
Farbe b: inhaltlich

geöffnet werden, mit denen man sich sonst nicht beschäftigt.

Wesentlich für diese Methode ist, daß der einzelne für sich entscheiden kann, ob diese Maßnahme für ihn eine Erleichterung darstellt oder nicht. Lösungen wie „Das müssen wir alle jetzt so … machen!" erzeugen Abwehr und damit Gegenargumente.

Wie führe ich eine Meckerstunde durch?

Im nachfolgenden Phasenschema werden die Teilschritte eines solchen Prozesses dargestellt.

Phasenverlauf für eine Meckerstunde:

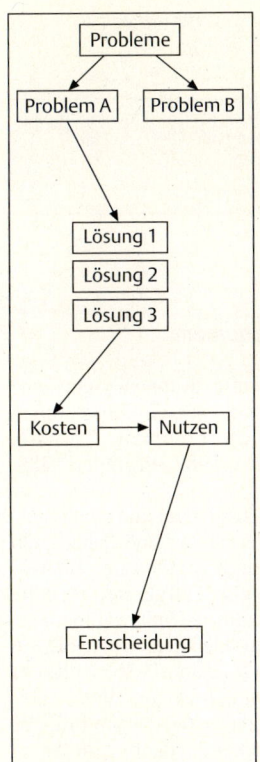

Problemsammlung vornehmen

Bei der Gewichtung der Probleme hat man sich z.B. auf Problem A als vordringlich zu behandelndes Problem geeinigt.

Jeder sollte seine Lösungsvorschläge auf Karten notieren und an einer Pinwand befestigen.

Zunächst kommt es auf die Menge der Lösungsvorschläge an, noch nicht auf die Qualität – also keine Bewertungen abgeben.

Killerphrasen, Kritik und Selbstkritik an den vorgetragenen Lösungen ist nicht erlaubt. Kritik hat in dieser Phase eher lähmenden Charakter.

Die Vor- und Nachteile der einzelnen Lösungsvorschläge sollen nun erarbeitet werden.

Optisch sollen sie an einer Metaplan-Wand mit Plus und Minus gekennzeichnet werden.

Wenn die Entscheidung für eine Problemlösung gefallen ist, sollten die einzelnen Schritte zur Realisierung festgelegt werden.

Ein Rückmeldemodus sollte verbindlich vereinbart werden.

Damit die Ergebnisse einer Meckerstunde nicht unverbindlich bleiben, soll eine Liste erarbeitet werden, wer, was bis wann macht. Die Erreichung der gemeinsam ermittelten Ziele muß kontrolliert werden (Klebert u. Mitarb. 1980). Hierzu kann man einen Aktivitätenplan benutzen.

Beispiel:

Problem   Gerüchteküche

Ziel   Offene Kommunikation, um Gerüchte überflüssig zu machen!

Aktivitätenplan

Bitte erstellen Sie eine Liste, in der die geplanten Maßnahmen festgehalten werden. Die Realisierung der Maßnahmen soll durch folgenden Aktivitäten geschehen:

Was will ich tun?	Wer soll mit wem was tun?	Bis wann?	Wer kontrolliert die Maßnahmen
Regelmäßige Teamgespräche führen	Terminabsprache für Teamgespräch mit Kollegen	in den nächsten zwei Wochen	die Mitarbeiterin Frau X

Gruppendynamische Phänomene:

Bedeutung

In einer Meckerstunde ist es wichtig, gruppendynamische Phänomene zu erkennen. Gruppendynamik gibt es immer, ob man das nun möchte oder nicht (Däumling u. Mitarb. 1974, Mucchielli 1974, Maddux 1987, Pfützner 1989, Kirchner 1992, 1993a – c).

Informelle Gruppen

Informelle Gruppen bilden sich spontan und sind innerhalb eines Betriebes nicht zu vermeiden und daher auch nicht planbar. Sie bilden sich durch gemeinsame Interessen, räumliche Nähe oder gleiche Tätigkeiten. Solche Gruppen können inaktiv und kaum bewußt wahrgenommen werden, während andere Gruppen den Arbeitsprozeß behindern oder sogar stören (Mueller 1986, Pfützner 1989 f., Forgas 1992, Margerison u. McCann 1994).

Informeller Sprecher

In jeder informellen Gruppe gibt es meist einen Initiator oder Sprecher der Gruppe. In einer Meckerstunde ist es wichtig, diesen Sprecher ernstzunehmen und ihn nicht als Gegner zu behandeln. Hier können offene Frauen gestellt werden, oder man kann Verständnis für den Sprecher und die Gruppe zeigen. Auf keinen Fall soll man den Sprecher oder die Gruppe ins Abseits stellen.

Eine Analyse der Problemfelder soll auf dem Hintergrund erfolgen, daß man für Klarheit und Transparenz sorgt, damit die Zusammenarbeit zukünftig besser funktioniert. Eine sorgfältige Aufarbeitung der zugrundeliegenden Probleme ist notwendig, damit man nicht vorschnell ein Randproblem bearbeitet, das jedoch nicht die Ursache von Spannungen und Konflikten ist. Die Beteiligung der Mitarbeiter am Problemlösungsprozeß ist notwendig, damit eine Entscheidung für einen geänderten Ablauf innerhalb der Arbeitsorganisation oder ähnliches später von allen auch mitgetragen wird.

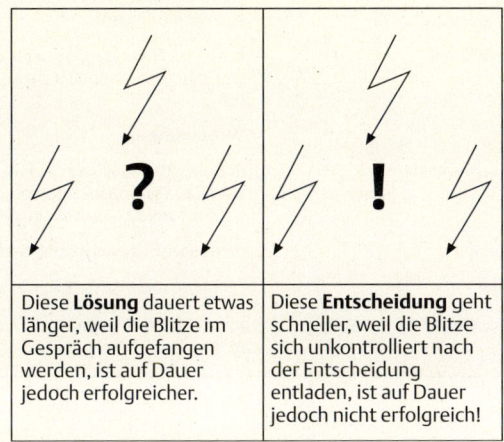

| Diese **Lösung** dauert etwas länger, weil die Blitze im Gespräch aufgefangen werden, ist auf Dauer jedoch erfolgreicher. | Diese **Entscheidung** geht schneller, weil die Blitze sich unkontrolliert nach der Entscheidung entladen, ist auf Dauer jedoch nicht erfolgreich! |

Innerhalb einer Gruppe bilden sich oft sowohl starke als auch schwache Gegner heraus. Diese Rollen können fließend sein, d. h. sie sind nicht von vornherein festgelegt. Wesentlich ist jedoch, daß man während einer Meckerstunde die Rollen, die die Mitarbeiter übernehmen, erkennt. Eine bedingte Partizipation bietet sich für Gruppen an, die eine Gegenposition behaupten. Die Mitglieder dieser Gruppe können beispielsweise als Experte, Kritiker, graue Eminenz, Schiedsrichter, Vermittler oder Außenseiter auftreten .

Gegner

Rhetorisch bieten sich folgende Methoden an, die Kompromißbereitschaft der Gruppen zu fördern (Bedall u. Mitarb. 1979):

Sprachliche Beispiele für Rollenfunktionen	
	Gegner
Starker Gegner	keine Gegenposition aufbauen, zuhören, Fragen stellen
Experte / Kritiker	bedingtes Ja durch: Ja, aber haben Sie folgendes schon bedacht …
Graue Eminenz	bedingtes Nein durch: Nein, außer wenn …
Schiedsrichter / Vermittler	Ja und Nein durch: Einerseits sehe ich die Möglichkeiten, die hiermit verbunden sind, andererseits haben wir die Folgen…
Prügelknabe	konkretes Nein: klar und präzise den eigenen Standpunkt darlegen.
	Verbündete
Sprecher / Initiator	unbedingte Beteiligung an Problemlösungsprozessen fördern, Gemeinsamkeiten aufzeigen usw.
Mitläufer	deine Sache ist auch meine Sache
Helfer	ich unterstütze deine Sache
Aufpasser oder Ideologe	ich schütze dich gegenüber Gegnern

Verbündete

Den Sprecher einer Gruppe sollte man an Problemlösungen beteiligen, ihm Mitverantwortung anbieten, ihn auffordern, seine Meinung zur Sache zu sagen. Den Mitläufer sollte man zu Wort kommmen lassen, ihn nicht kritisieren, sondern für seine Sache sprechen lassen. Das gleiche gilt für den Helfer, ihn sollte man Lösungsansätze aussprechen lassen und auf seine Hilfsbereitschaft setzen. Der Aufpasser und Ideologe soll ermuntert werden, seine Werthaltungen zu äußern. Die positiven Aspekte dieser Philosophie kann man sich zunutze machen.

Verhaltensaspekte

Im Vierfelderschema werden die wesentlichen Verhaltens-
aspekte während einer Meckerstunde zusammengefaßt.

Die Mitarbeiter haben Probleme ⟹	Die Probleme sollten ernstgenommen werden
Der Vorgesetzte soll – Problemfeld und Problemsicht besprechen – aktiv zuhören – nicht bewerten, nur sammeln – jeden zu Wort kommen lassen	**Die Mitarbeiter sollen** – eine Problemgewichtung vornehmen **Der Vorgesetzte soll** – durch Fragen die Mitarbeiter zu konstruktiven Problem-lösungen führen – durch eine strukturierte Diskussion lenken
Die Mitarbeiter können „Dampf ablassen"	Die Mitarbeiter suchen selber ihren Weg
⟻ Bei der Realisierung helfen	Problemlösungen unterstützen ⟻
Der Vorgesetzte soll – bei der Realisierung der Lösungswege Ziele setzen – an die vereinbarte Unter-stützung denken – einen Soll-Ist-Vergleich vornehmen **Die Mitarbeiter sollen** – einen Rückmeldemodus verbindlich vereinbaren – partnerschaftlich und offen mögliche Konflikte besprechen	**Der Vorgesetzte soll** – die Mitarbeiter dort unterstützen, wo diese seine Hilfe brauchen – den Mitarbeitern Vertrauen entgegenbringen **Die Mitarbeiter sollen** – offen über ihren Unterstützungs-bedarf reden – Veränderungsziele festlegen
Der Mitarbeiter **vertraut** dem gemeinsamen Weg	Der Vorgesetzte übernimmt einen **Teil der Verantwortung**

In den meisten Fällen ist es hilfreich, wenn der Vorgesetzte die Meckerstunde mit Hilfe externer Beratung (Su-
pervisor/IBF-Moderator) durchführt. Der Vorgesetzte ist
dann Teil der Gruppe und kann sich bei der Sammlung und
Auswertung der Problemkarten voll in den Prozeß einbrin-

Externe Beratung

gen. Dies ist oft dann nicht möglich, wenn der Vorgesetzte die Moderation der Sitzung übernimmt. Als Moderator soll er sich jedoch eher auf den Prozeß und nicht auf die konkreten Probleme konzentrieren. Beide Dinge gleichzeitig tun, ist einfach nicht möglich. Besonders in festgefahrenen Situationen sollte die Gruppe auf einen neutralen Moderator zurückgreifen, um sich dem Problemlösungsprozeß auch voll widmen zu können.

Fehlerquellen

In einer Meckerstunde sollten Sie folgende typische Fehlerquellen vermeiden:
- Es wird *keine Problemanalyse* durchgeführt, noch wird das Problem klar von allen definiert = vage Geschwätzigkeit.
- Nicht alle problembezogenen Informationen werden zusammengetragen, so daß aufgrund *mangelnder Informationen* eine optimale oder suboptimale Lösung – je nach Problemtyp – verhindert wird.
- Man gibt sich bei der Suche nach Lösungsmöglichkeiten mit einigen *sofort ins Auge fallenden Lösungen zufrieden* und bemüht sich nicht, auch an außergewöhnliche Lösungen zu denken.
- Beim Überdenken der *Konsequenzen* ist man nicht wirklich konsequent. Man läßt sich von Vorurteilen leiten und übersieht die logischen Zusammenhänge.
- Die *Auswahl* der Lösungen entspricht nicht dem Problem. Wegen vorgefaßter Meinungen oder Denkfaulheit wählt man voreilig eine ungünstige Lösung.
- Man denkt nicht an das *Folgeproblem* der Realisierung und zieht außerdem nicht in Betracht, welche Umstände das Durchsetzen einer guten Lösung gefährden könnten.
- *Komplexe Probleme werden* nicht in Teilprobleme zerlegt. Die Abhängigkeit der Teilprobleme voneinander und ihre logische Reihenfolge im Hinblick auf ihre Lösung werden nicht herausgearbeitet. Oft wird nicht bedacht, daß voneinander abhängige Probleme unterschiedlichen Problemtypen angehören können und unterschiedliche Verfahren zur Lösung eingesetzt werden müssen.

Was kann ich tun?

Für die Meckerstunde kann man klassische Verfahren der
Moderation anwenden. Hierfür ist es notwendig, sich mit
der Fragetechnik zu beschäftigen. Die Fragetechnik gehört
zu den wichtigsten Methoden, die in schwierigen Teambe-
sprechungen eingesetzt werden können, da hier die Führungskraft oder der Moderator eher sachlich steuern können. Mit Hilfe der Moderationskarten können die Problem-
bereiche sortiert werden, ohne daß lange über Recht oder
Unrecht diskutiert wird.

Moderation

Fragetechnik

Bei schwierigen Teamgesprächen sind unterschiedliche
Fragearten für das gleiche Problem möglich.

Reflektierende Fragen
(Vergangenheit, problemorientiert)

Welche Ursachen (Gründe, Probleme) haben dazu geführt,
daß die Zusammenarbeit mit den Ärzten nicht funktioniert?

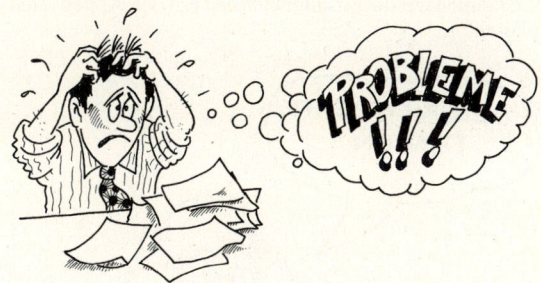

Gegenwartsorientierte Fragen (Hier- und jetzt-Fragen, tätigkeitsorientiert)

Welche Ursachen (Gründe, Probleme) sehen Sie, die die Zusammenarbeit mit den Ärzten erschweren?

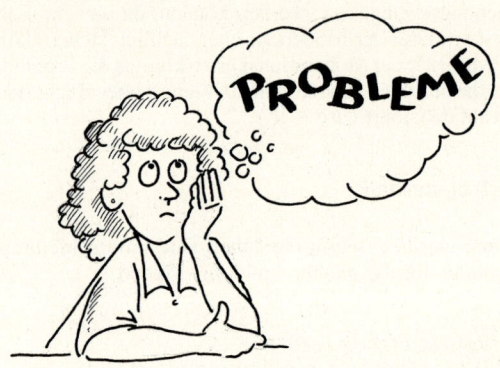

Zielorientierte Fragen (auf die Zukunft gerichtete handlungsorientierte Fragen)

Wie können wir die Zusammenarbeit mit den Ärzten intensivieren?

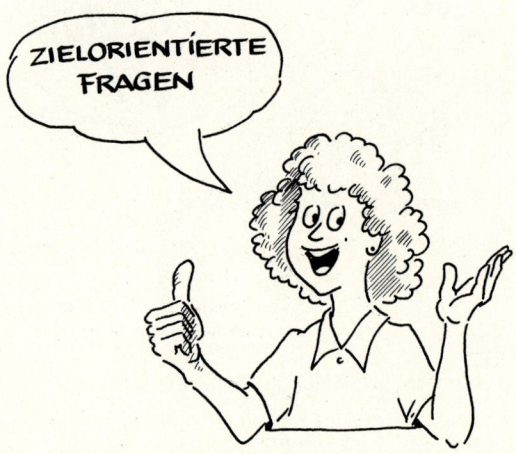

Weite Fragen

Darüber hinaus gibt es Fragen die eher *weit* gefaßt sind, d.h. man bekommt sehr viele Antworten, die unter Umständen dann nicht immer hilfreich sind, da sie den Blick für das Wesentliche versperren:

Beispiele für weite Fragen

– Welche Probleme haben Sie mit ihren Kooperationspartnern?
– Wie können wir Ärzte davon überzeugen, mit uns zu kooperieren?
– Welche Möglichkeiten gibt es, die Ärzte am Curriculum zu beteiligen?
– Wie können wir erreichen, den Unterricht lebhafter zu gestalten?
– Wie können wir dazu beitragen, daß die Kommunikation zwischen den Ärzten, Schwestern, Pflegern, Kranken und Angehörigen konstruktiver wird?
– Welche positiven Formen der Zusammenarbeit gibt es zwischen uns und den anderen Bereichen im Krankenhaus?

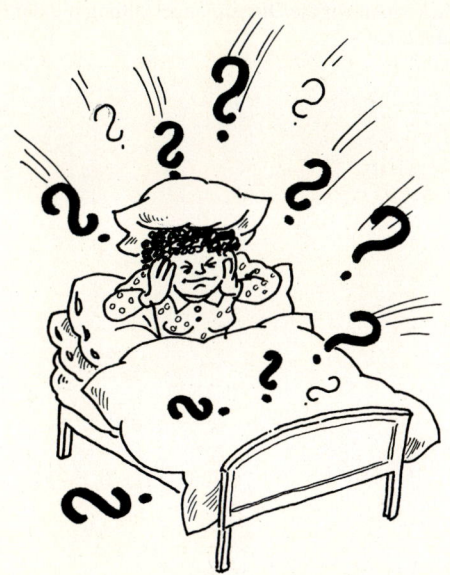

Enge Fragen

Enge Fragen grenzen den Themenbereich eher ein, während weite Fragen die Problemsicht fördern. Je nach anstehendem Ziel (Was will ich erreichen?), sollte die zum *Ziel führende Frage* sehr genau überlegt werden.

Die Mitarbeiter, die zu einer Meckerstunde zusammenkommen, sollten über die zu besprechenden Themen vorab informiert werden. Beispiel: Wir wollen uns über eine bessere Zusammenarbeit mit den Ärzten Gedanken machen. Insbesondere sollen die Schnittstellenprobleme (OP-Station) mit den Betroffenen besprochen werden. Hierfür sollte sowohl der Zeitpunkt als auch der Ort (Sitzungsraum mit glatten Wänden zum Anpinnen der Kärtchen) vorher benannt werden. Der Tagesfahrplan oder die Tagesordnung sollte den Teilnehmern ebenfalls in groben Zügen mitgeteilt werden.

Beispiele für enge Fragen
– Wie können wir sicherstellen, daß in der Supervision geäußerte Probleme in der Gruppe bleiben?
– Wie können wir die formale Abwicklung im konkreten Sterbefall für den Arzt und die Angehörigen erleichtern?
– Wie können wir die Dienstplangestaltung mit der EDV realisieren?

Strategien

Einleitung

Persönliches Beispiel bringen:
Neue Ideen gegen Routine und Betriebsblindheit!

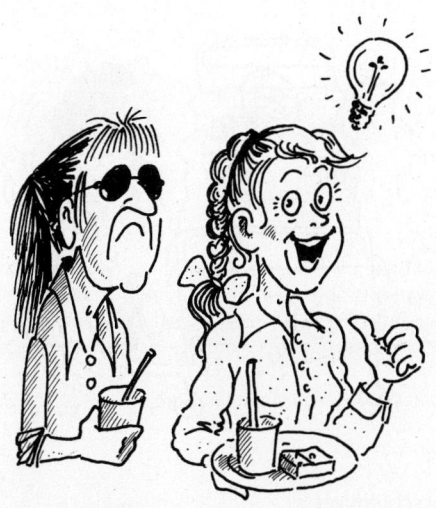

Problemdefinition

Fragen stellen wie,
– Arbeiten wir am richtigen Problem?
– Haben wir alle die gleiche Problemeinsicht?
– Haben wir das Problem genau formuliert?
– Sollen wir uns heute ausschließlich damit befassen, die
  Zusammenarbeit mit unseren Ärzten zu intensivieren?
Die kreative und innovative Kraft aller Mitarbeiter nutzen!

Lösungsfindung

– Was können wir tun?
– Wie können wir es realisieren?
– Welche Folgen hat das für uns (Arbeitsbelastung, Kosten usw.)

Wie können wir die Zusammenarbeit mit unseren Kooperationspartnern verbessern?

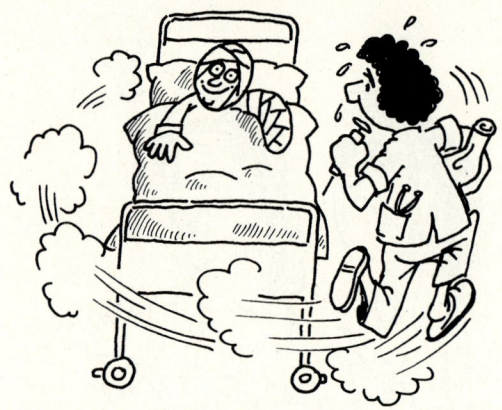

Entscheidung

– Prioritäten bilden
– die Lösungen unterschiedlich bewerten
– Festlegen wer, was bis wann realisiert

Wenn wir einen ausführlichen Problemkatalog haben, was meinen Sie, wie erfolgreich die Maßnahme X im Hinblick auf die Verbesserung der Zusammenarbeit mit den anderen Betroffenen sein wird?

Maßnahme X	sehr erfolgreich	erfolgreich	ich bin unsicher	wenig	gar nichts

Für alle Anwesenden ist es wichtig, sich das Ergebnis dieses Prozesses klarzumachen.

Verhaltensregeln

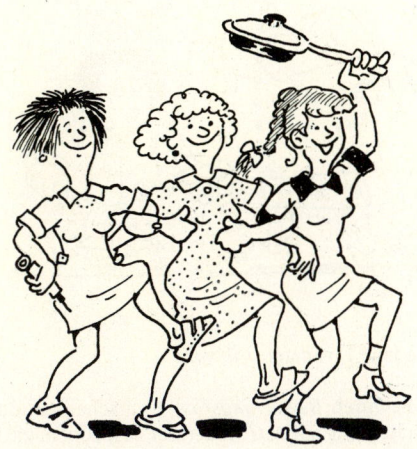

Partnerschaftliches Verhalten?

Keine Bewertungen vornehmen.

Oberbegriffe finden wie: Wir wollen verändern, verbessern, vermeiden, fördern, entwickeln u.a.m.

Sammlung von Karten

Karten strukturieren

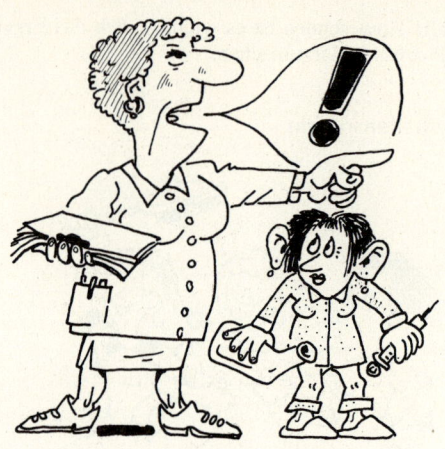

Lösungen / Maßnahmen

Verschiedene Lösungen zulassen.

Entscheidung

Lösungen durch *Bewertungsraster* entscheiden, da sonst die Entscheidung auf den Moderator geschoben wird (Sündenbock).

Maßnahmenkatalog

Wer macht bis wann was? Wie wollen wir die Maßnahmen *kontrollieren* (erfolgreich oder nicht)?

Auswertungsgesichtspunkte

Für alle Anwesenden ist es wichtig, sich das Ergebnis dieses Prozesses klarzumachen.
Das Abschlußergebnis bezieht sich auf drei Ebenen:
– das *inhaltliche*, sachliche Ergebnis,
– das Reflektieren des *Prozesses*, durch den das Ergebnis zustande gekommen ist oder auch nicht,
– das Ausdrücken der *Gefühle*, mit dem die Mitarbeiter aus dem Raum gehen.
Je nachdem, wie gut dieser Prozeß gelungen ist, wird das Ergebnis als sinnvolle Maßnahme eingeschätzt. Hiervon ist abhängig, wie motiviert und mit wieviel Energie dann der Aufgaben- oder Maßnahmenkatalog von den Mitarbeitern umgesetzt wird.

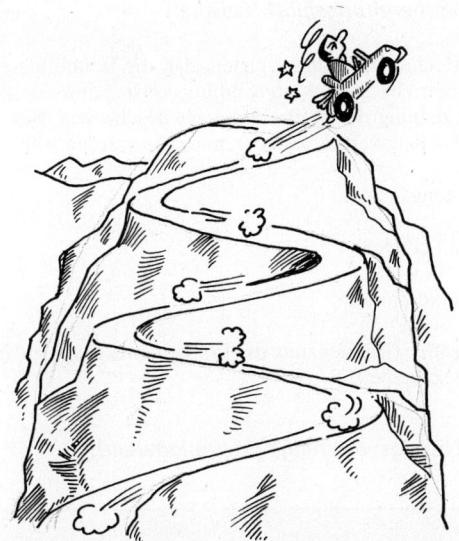

Bei der Auswertung helfen folgende Fragen:
– Habe ich die anstehenden Fragen auf Flip-Chart / Tafel geschrieben?
– Habe ich die Mitarbeiter aktivieren können?
– Wie war die Stimmung, gespannt oder entspannt?
– Wie leicht fällt es mir überhaupt, ein Problem aufzuzeigen?
– Fühle ich mich von den anderen verstanden?
– Was hat mir diese Meckerstunde gebracht?
– Was war mir wichtig?
– Was will ich in Zukunft ändern?

Eigene Erfahrungen: ✍

Vorbereitungsblatt (Beispiel)

Die Meckerstunde hat ergeben, daß die Erstellung einer innerbetrieblichen Weiterbildungskonzeption durch die Einbeziehung der Weiterbildungswünsche von Mitarbeitern des Krankenhauses vorgenommen werden soll:

Einleitung:

Ich will (Ziele?)

Problemdefinition:

Wir wollen (Eingrenzung des Problems als *Frage auf Flip-Chart* schreiben)

Lösungsvorschläge (Metaplanwand)

Probleme	Maßnahmen

Entscheidung: (Bewertungsraster mit den Lösungsvorschlägen auf Metaplanwand schreiben)
   Wenn wir die Mitarbeiter an einer Weiterbildungskonzeption beteiligen, was meinen Sie, wie erfolgreich die folgenden Maßnahmen für die Personalentwicklung für die Zukunft sein wird?
Weitere Übungen und Hinweise finden sich bei Hennenhofer u. Heil 1975, Vopel u. Kirsten 1977, Gudjons 1978, Schwäbisch u. Siems 1980, Ballstaedt 1991, Ruede-Wissmann 1991, Birkenbihl 1992, Francis u. Young 1992, Kirchner 1992d, Maddux 1993, Margerison u. McCann 1994.

Maßnahme: Weiterbildung	sehr erfolg- reich	erfolg- reich	ich bin unsicher	wenig	gar nichts
Seminare (spe- zielle Angebote) Supervision Fachartikel (Service) Andere Häuser ...					

☞ **Interpretationen zu Fallstudie 11**

Gesprächsausschnitt	Warum ist diese Meckerrunde nicht hilfreich?

Müller
    Auf unserer Station kann man keine An-
    leitesituation vernünftig durchführen. Wir
    sind personalmäßig so eng besetzt, daß
    ich keine zusätzliche Minute habe, in der
    ich diese Situation vorbereiten kann, und
    wenn ich mich dann einmal hinsetze und
    etwas ausarbeiten will, werde ich direkt
    von Ihnen aufgefordert, Wichtigeres zu
    erledigen!
	Die Leiterin der IBF hat keine Moderations-
	methode gewählt, sondern die Form der
	freien Diskussion. Die Teilnehmer nutzen
	diesen Spielraum und reden sich die Probleme
	von der Seele. Dabei kommt es natürlich auch
	zu Angriffen auf die vermuteten Verursacher
	des Problems, in diesem Falle auf die Stati-
	onsleiterin Frau Schmitz.

Schmitz
    Das ist so überhaupt nicht richtig! An die-
    sem Tag waren wir stark unterbesetzt.
    Deswegen habe ich etwas gesagt. Außer-
    dem leitet ja schließlich jeder von uns an!!!
	Frau Schmitz reagiert mit Gegenangriff und
	wehrt diese Behauptung als unrichtig ab.
	(Wer möchte schon gerne als Sündenbock vor
	der versammelten Gruppe dastehen.)

Müller
    Genau so ist es! Meine Arbeit wird über-
    haupt nicht ernstgenommen. Das zeigt
    sich auch schon daran, daß ich keine müde
    Mark dafür mehr bekomme.
	Argumente und Gegenargumente werden
	ausgetauscht. Die Frage stellt sich nun, wer
	Gewinner in diesem Spiel ist. Die anderen sind
	gleichsam Publikum und Schiedsrichter.

Schmitz
    Ich dachte, es würde Ihnen Freude ma-
    chen, neue Mitarbeiter einzuarbeiten bzw.
    Schüler anzuleiten. Das kann dann ja wohl
    mit Geld nicht aufgewogen werden.
	Der Austausch erfolgt auf der vermeintlichen
	Sachebene. Indirekt werden jedoch morali-
	sche Appelle, wie die Schattenmotive (Geld /
	Freude an der Arbeit) angesprochen.

IBF-Leiterin
    Was sagen denn die anderen zu diesem
    Problem?
	Sie problematisiert weiter, ohne die schon
	angesprochenen Probleme festzuhalten.

Gesprächsausschnitt	Warum ist diese Meckerstunde nicht hilf-reich?
Frau Schulz Ach, bei uns sind es die Schulen, die schicken ihre Schüler immer, wenn es denen gerade paßt, und wir müssen dann gucken, daß im Dienstplan überhaupt eine Mentorin dannda ist, die sich um die Schüler kümmern kann.	
Frau Sauer Ich kann als Stationsleiterin nicht einen Dienstplan schreiben, der dann nicht wieder umgeworfen wird. Alle meckern mit mir, die Mentoren, die Schüler und die Schulleitungen. Keinem kann ich es Recht machen.	Die übrigen Mitarbeiter sind sofort bei Frau Schulz und dem Dienstplan. Jeder bestätigt dem anderen, wie schwer es doch ist, mit dem Personal das man hat auszukommen, ständig Dienstpläne umzuschreiben und dann auch Neuerungen auf der Station einzuführen. Nachdem alle sich kräftig beklagt haben, stellen die Mitarbeiter fest: Wir sitzen alle in einem Boot!. Wir sind immer die Prügelknaben. Man kann ja doch nichts ändern! usw.

Literatur

Antons, K.: Praxis der Gruppendynamik. Hogrefe; Göttingen 1974

Argyle, M.: Soziale Interaktion. Kiepenheuer & Witsch, Köln 1972

Ballstaedt, St.-P.: Lerntexte und Teilnehmerunterlagen. Beltz, Weinheim 1991

Becker, H. L.: Ganzheitliche Management-Methodik. Expert, Ehningen 1991

Becker, G. Clemens-Lodde, B. Köhl, K.: Unterrichtssituationen. Urban & Schwarzenberg, München 1980

Bedall, K., I. Gaitanides, H. Pohlmann: Telekolleg I.TR-Verlagsunion, München 1979

Berkel, K.: Konflikttraining. Sauer, Heidelberg 1985

Birkenbihl, V. F.: Kommunikationstraining. mvg, München 1986

Birkenbihl, M.: Train the Trainer. Moderne Industrie, Landsberg 1992

Birkenbihl, V.: Sprache als Instrument des Denkens. mvg, München 1988

Birkenbihl, V. F.: Stroh im Kopf. Fortmann, Speyer 1990

Bronner, R., W. Schröder: Weiterbildungserfolg. Hanser, München 1983

Cohn, R.: Themenzentrierte Interaktion. Klett-Cotta, Stuttgart 1975

Däumling, A. M., J. Fengler, L. Nellessen, A. Svensson: Angewandte Gruppendynamik. Klett-Cotta, Stuttgart 1974

Decker, F.: Neue Ansätze und erprobte berufspädagogische Programme. Hueber, München 1985

Diekstra, R.F.W.: Ich kann denken - fühlen was ich will. Swets, Lisse/Holland 1979

Döring, K. W.: Lehren in der Weiterbildung. Deutscher Studien Verlag, Weinheim 1990

Ebeling, P.: Reden ohne Lampenfieber. Moderne Industrie, München 1979

Fenserheim, H., J. Baer: Sag nicht Ja, wenn Du Nein sagen willst. Goldmann, München 1977

Forgas, J. G.: Soziale Interaktion und Kommunikation. Beltz, Weinheim 1992

Francis, D., D. Young: Mehr Erfolg im Team. Windmühle, Hamburg 1992

Frey, G., H. Frey: Redetraining als Persönlichkeitsbildung. Selbstverlag, Stuttgart 1975

Fürst, H.: Führungskräfte fördern. Hallwag, Bern 1970

Geißner, H.: Studienmaterialien. bsv, München 1973

Geißner, H.: Rhetorik, bsv München 1976

Glasl, F.: Konfliktmanagement. Haupt, Bern 1994

Gordon, T.: (1979) Managerkonferenz. Hoffmann, Hamburg 1979

Gudjons, H.: Praxis der Interaktionserziehung. Klinkhardt, Bad Heilbrunn 1978

Hacker, W.: Allgemeine Arbeits- und Ingenieurpsychologie. Psychische Struktur und Regulation von Arbeitstätigkeiten. Huber, Bern 1978

Haensli, J.: Rhetorik-Grundkurs. Schönbrunner Rednerseminar, Schönbrunn o. J.

Harris, Th.: Ich bin o.K. - Du bist o.K. Rowohlt, Reinbek 1973

Hartmann, M., R. Funk, H. Nietmann: Präsentieren. Beltz, Weinheim 1992

Haynes, M. E.: Persönliches Zeitmanagement. Ueberreuter, Wien 1987

Haynes, M. E.: Konferenzen erfolgreich gestalten. Ueberreuter, Wien 1988

Heckhausen, H.: Motivation und Handeln. Springer, Berlin 1980

Heim, P., E. N. Chapman: Führungsgrundlagen. Ueberreuter, Wien 1990

Hennenhofer, G., K. D. Heil: Angst überwinden. Rowohlt, Reinbek 1975

Hentze, H., K. D.Müller, H. Schlicksupp: Praxis der Managementtechniken. Hanser, München 1990

Holzheu, H.: Aktiv zuhören besser verkaufen. Moderne Industrie, Landsberg 1985

Huber, G.: Streß und Konflikte bewältigen. Moderne Industrie, Landsberg 1983

Jeserich, W.: Mitarbeiter auswählen und fördern. Assessment-Center-Verfahren. Hanser, München 1981

Jeserich, W.: Top-Aufgabe. Die Entwicklung von Organisationen und menschlichen Ressourcen mit Literaturhinweisen. Hanser, München 1989

Jung, H.: Versammlung und Diskussion. Goldmann, München 1980

Katzenbach, J.R., D. Smith: Teams. Ueberreuter, Wien 1993

Kayser, D.: Pädagogische Aspekte der Krankenpflege. Bibliomed, Melsungen 1980

Kindler, H.S.: Konflikte konstruktiv lösen. Ueberreuter, Wien 1994

Kirchner, H.: Sprechwissenschaftliche Analyse einer Podiumsdiskussion. Staatsexamensarbeit, Neuß 1979

Kirchner, H.: Sprechwissenschaftliche Analyse einer Podiumsdiskussion. In: Grundlagen der Sprecherziehung. Schwann, Düsseldorf 1981 (S. 60-68)

Kirchner, H.: Erziehung zum Gespräch. Entwicklung von Beschreibungs- und Analysemodellen. Diplom-Arbeit, Düsseldorf 1983

Kirchner, H.: Das Beurteilungsgespräch. Karriereberater H. 4 (1992a) 106-118

Kirchner, H.: Das Informationsgespräch. Karriereberater H. 11 (1992b) 139-1148

Kirchner, H.: Das Kritikgespräch. Karriereberater H. 8 (1992c) 127-131

Kirchner, H.: Das Motivationsgespräch. Karriereberater H. 7 (1992d) 61-74

Kirchner, H.: Das persönliche Problemgespräch. Karriereberater H. 9 (1992e) 123-134

Kirchner, H.: Das Unterstützungsgespräch. Karriereberater H. 8 (1992f) 121-154

Kirchner, H.: Das Zielvereinbarungsgespräch. Karriereberater H. 4 (1992g) 97-105

Kirchner, H.: Die Diskussionsrunde. Karriereberater H. 10 (1992h) 83-96

Kirchner, H.: Supervision für Berater. Karriereberater H. 7 (1992i) 97-112

Kirchner, H., W. Kirchner: Mitwissen fördert Mitverantwortung. Versicherungsbetriebe 9/10 (1992) 43-51

Kirchner, H.: Die Meckerstunde. Karriereberater H. 1 (1993a) 145 -174

Kirchner, H.: Gruppenmotivation. Karriereberater H. 2 (1993b) 115-124

Kirchner, H.: Supervision in der Pflege. Dr. med. Mabuse H. 83 (1993c) 38-41

Kirchner, H., W. Kirchner: Erfolgreiche Kommunikation im Controlling. In Controll. Mag. H. 4 (1993) 182-189

Kirchner, H.: Teamarbeit. Wie wichtig ist Kommunikation? Häusl. Pflege 3 (1994) 412-418

Kirchner, H., W. Kirchner: Erfolgreiche Kommunikation im Controlling. In Kirchner, W.: Reader zum Thema Controlling in Versicherungsunternehmen. Verlag Versicherungswirtschaft, Karlsruhe 1995 (S. 676-688)

Kittelberg, R., I. Freisleben: Lernen mit Video und Film. Beltz, Weinheim 1991

Klebert, K., E. Schrader, W. Straub: Kurzmoderation. Windmühle, Hamburg 1979

Klebert, K., E. Schrader, W. Straub: Moderationsmethode. Windmühle, Hamburg, 1980

Knoll J.: Kurs- und Seminarmethoden. Beltz, Weinheim 1991

Köhl, K.: Seminar für Trainer. Windmühle, Hamburg 1987

Langner-Geißler, R., U. Lipp: Pinwand, Flipchart und Tafel. Beltz, Weinheim 1991

Leymann H.: Mobbing. Rowohlt, Reinbek 1993

Maddux, R. B.: Erfolgreich verhandeln. Ueberreuter, Wien 1993a

Maddux, R. B.: Team-Bildung. Ueberreuter, Wien 1993b

Maeck, H.: Kommunikationstraining für Gespräch, Konferenz und Verhandlung, Köln 1979

Maeck, H.: Das zielbezogene Gespräch. VDI-Verlag, Düsseldorf 1987

Mandel, S.: Präsentationen erfolgreich gestalten. Ueberreuter, Wien 1987

Manning, M., P. Haddock: Führungstechniken für Frauen. Ueberreuter, Wien 1989

Margerison, Ch., D. McCann: Team Design. MCB, Steinmaur/Schweiz 1994

Maslow, A. H.: Motivation and personality. Harper, New York 1954

Moir, A., Jessel, D.: Brainsex. Econ, Düsseldorf: Econ 1990

Motamedi, S.: Rede und Vortrag. Beltz, Weinheim 1993

Mucchielli, R.: Das Leiten von Zusammenkünften. Müller, Salzburg 1972a

Mucchielli, R.: Das nichtdirektive Beratungsgespräch. Müller, Salzburg 1972b

Mucchielli, R.: Kommunikation und Kommunikationsnetze. Müller, Salzburg 1974

Mueller, R. K.: Betriebliche Netzwerke. Haufe, Freiburg 1986

Nagel, K.: 6 Erfolgsfaktoren des Unternehmens. Moderne Industrie, Landsberg 1989

Nagel, K.: Strategien, Prinzipien und Systeme für den persönlichen und unternehmersichen Erfolg. Moderne Industrie, Landsberg 1990

Nothstine, W. L.: Andere überzeugen. Ueberreuter, Wien 1989

Oertli-Cajacob, P.: Innovation statt Resignation. Haupt, Bern 1989

Olesch, G.: Praxis der Personalentwicklung. Sauer, Heidelberg 1992

Pfützner, R.: Besser führen. Bd. 1 Mit Mitarbeitern sprechen. Institut Mensch und Arbeit, München 1989a

Pfützner, R.: Besser führen. Bd. 2 Konflikte als Chance. Institut Mensch und Arbeit, München 1989b

Pfützner, R.: Besser führen. Bd. 3 Die Führung der eigenen Person. Institut Mensch und Arbeit, München 1989c

Pfützner, R.: Besser führen. Bd. 4 Zur Leistung motivieren. Institut Mensch und Arbeit, München 1989d

Pfützner, R.: Besser führen. Bd. 5 Gruppenprozesse. Institut Mensch und Arbeit, München 1989e

Pfützner, R.: Besser führen. Bd. 6 Qualität als Führungsaufgabe. Institut Mensch und Arbeit, München 1989f

Pfützner, R.: Besser führen. Grundlagen. Institut Mensch und Arbeit, München 1989g

Pokras S.: Systematische Problemlösung und Entscheidungsfindung. Ueberreuter, Wien 1991

Rischar, K.: Schwierige Mitarbeitergespräche. mvg, München 1991

Rogers, N.: Frei reden ohne Angst und Lampenfieber. Universitas, München 1985

Rüdenauer, M.: Die Kunst der freien Rede - Führungskräfte sprechen sicher und überzeugend. WEKA, Kissing 1979

Ruede-Wissmann, W.: Crash-Coaching. Müller/Herbig, München 1991

Sahm, A.: Gesprächstraining zur Führung und Kooperation. MBB, Ottobrunn 1979

Saul, S.: Führen durch Kommunikation. Beltz, Weinheim 1993

Schiff, M.: Redetraining. Heyne, München 1980

Schlüter-Kiske, B.: Rhetorik für Frauen. Müller/Herbig, München 1987

Schmidt, G.: Methode und Techniken der Organisation. Schmidt, Gießen 1991

Schräder-Neaef, R.: Rationeller Lernen lernen. Beltz, Weinheim 1990

Schubert, U., G. Schubert: Kooperation - Modell der Zukunft. In Management. Gabler, Wiesbaden 1978

Schubert, U.: Managementkreis. In Management. Gabler, Wiesbaden 1978

Schulz von Thun, F.: Miteinander reden: Störungen und Klärungen. Rowohlt, Reinbek 1988

Schwäbisch, L., M. Siems: Anleitung zum sozialen Lernen für Paare, Gruppen und Erzieher. Rowohlt, Reinbek 1980

Skinner, B. F.: The Behavior of Organisms: An Experimental Approach. Appleton-Century, New York 1938

Stroebe, R. W.: Kommunikation II. Sauer, Heidelberg 1988

Stroebe, R. W.: Kommunikation I. Sauer, Heidelberg 1991

Taubert, J.: Pflege auf dem Weg zu einem neuen Selbstverständnis. Mabuse, Frankfurt 1992

Vopel, K. W., R. E. Kirsten: Kommunikation und Kooperation. Pfeiffer, München 1977

Vroom, V. H.: Work and Motivation. Wiley, New York 1964

Weber, W.: Wege zum helfenden Gespräch. Reinhardt, München 1981

Weidenmann, B.: Lernen mit Bildmedien. Beltz, Weinheim 1991

Will, H.: Arbeitsprojektor und Folien. Beltz, Weinheim 1991

Willig, W.: Arbeitstexte füpr Psychologie, Soziologie, Pädagogik an Pflegeschulen. Selbstverlag, Balingen 1986

Sachverzeichnis